患者さんに信頼される医院の

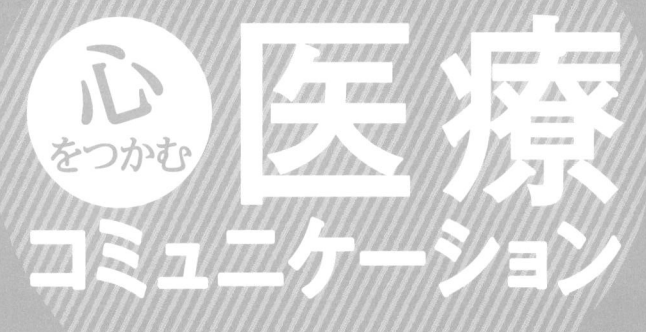

心をつかむ 医療 コミュニケーション

同文舘出版

監修者の言葉

「ただでさえ忙しいっていうのに、そのうえコミュニケーションだなんて、とてもじゃないけど面倒くさいし、時間がないし、やっていられないよ！」

とおっしゃる方は、多いです。

ところが、この一見やっかいに見える「コミュニケーション」ほど、ひとたび身につけてさえしまえば、実はあなたを深いところからサポートしてくれるものはありません。

あなたの疲れを癒やし、自然に勘が働き、仕事を効率化し、あなたの能力を引き出し、ストレス耐性を高め、楽にしてくれる。さらには、あなたの周りの人たちを心地よくまとめ、やりがいを感じながら仕事ができる状態になってもらえる、そんなすべてのパワーがコミュニケーションにあるのです。

逆に、多くの人にとって、このコミュニケーションが欠けているからこそ、人間関係が思うようにならず、やっかいで面倒になり、仕事でも二度手間やトラブルが生じ、ストレスが増し、どんどんしんどくなっていくものなのです。

以前、アメリカのＥＲ（救急救命室）のドクターと医療現場のコミュニケーションについて話しました。

ＥＲの医師たちは、緊急で過酷な状況下でも素晴らしく活躍しています。次から次へと患者が運び込まれ、カルテや十分な情報があるわけでもない中、自分の観察力や洞察力でこの患者に何が起きているかを予測し、その検証をする間もなく判断・行動しなければ患者の命を守ることはできません。

しかも、看護師たちに指示を出しながら、報告を受けつつも、進捗管理表があるわけでもないのに漏れなく処置をしていきます。さ

まざまなスタッフと連携しながらも、先を見越して準備を進める指示を出していきます。

　様態の急変や不測の事態に臨機応変に対応し、その徹底をはかり、時には他の患者に関する依頼や指示を受けながらも、手元の処置は迅速かつ正確で誤らない。このような的確な判断や行動の連続を毎日のようにやっていけているのは、並外れた精神力やストイックに鍛えられた身体能力によってではなく、実はコミュケーション・センスが支えているんだということを、ぜひとも皆さんに知っていただきたいのです。

　また、彼らは、自分の状態が100％からちょっとでも欠けたら、すぐに自分をオプティマル（理想的で最良・最上の状態）に戻すべく、本書に書かれているクリアリング等の会話をクリアリング・パートナーと行なっているそうです。カウンセリングのように時間をかけなくても、時にはたった数分で自分をしっかり取り戻して、現場に戻っているのです。現在、このクリアリングは日本の医療現場にも取り入れられ始めています。

　コミュニケーションは、とても深遠で興味深いものです。
　この本では、単なる情報伝達や意思の疎通といったレベルではないコミュニケーションセンスの入口をお伝えできたのではないかと思います。ここから、もっとコミュニケーションの面白さに触れていただき、最高の医療、最高の自分を提供できる力添えができればと思います。

　　　　　　　　　　　　平成26年4月　　　監修　岸　英光

はじめに

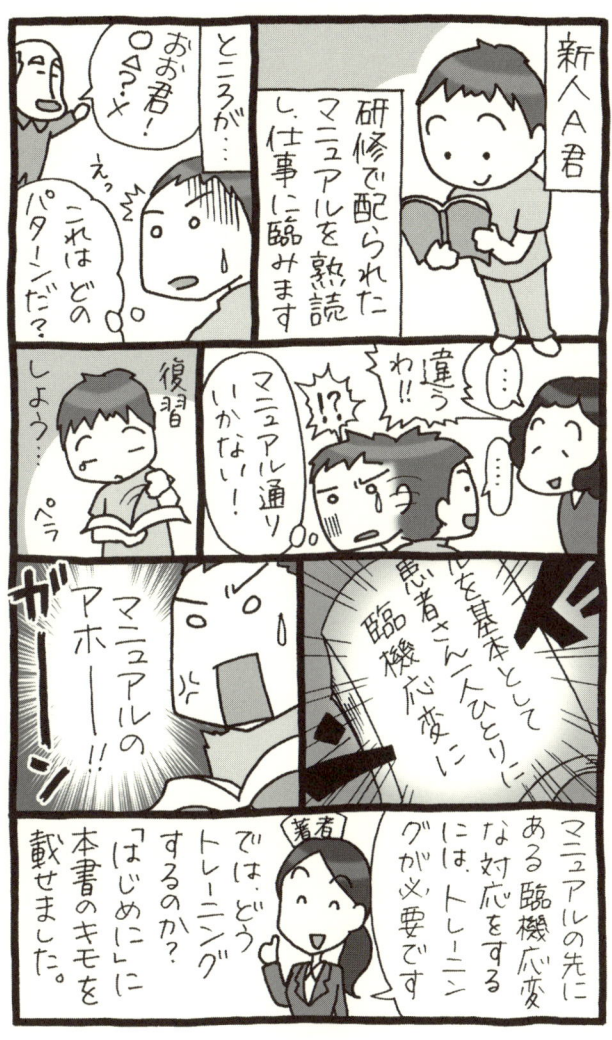

●コミュニケーション・スキルを高める「気づき力」

　まず最初に、ぜひともお伝えしておきたいことがあります。
　それは、「患者さんとのコミュニケーションに特効薬はない」ということです。
　患者さんの感じ方や返答はその時々で違いますから、マニュアル通りに会話が進むことはまずありません。そこで求められがちなのは、「マニュアルを患者さん一人ひとりに合わせて臨機応変に使う」ことです。
　ところが、いくら「一人ひとりに合わせて」と言っても、前ページにあるように、臨機応変な対応ができないスタッフは、医療現場で「どうしたらいいの⁉」と困ったとき、何をどう判断すればいいのかがわかりません。

　医療現場でのコミュニケーション・スキルを向上させるには、「気づき力」を高めることから始めます。
　たとえば、次ページのように、患者さんは不安などでいっぱいいっぱいになると、人の話を聞いたり、考えることができなくなります。この患者さんの状態を理解しておくと、これまで自分が説明したことを覚えてくれなかった患者さんに対して、「この患者さんは話を聴く気がない。自分が何を言っても無駄」とあきらめたり、患者さんのせいにしてしまっていたことが、「この患者さんは今、不安な気持ちが大きくて話を聞けていないのかもしれない」と気づけるようになります。
　この気づきから、「じゃあ、まずは不安な気持ちをほぐすことから始めよう」と対応の方針を決めることができるようになります。

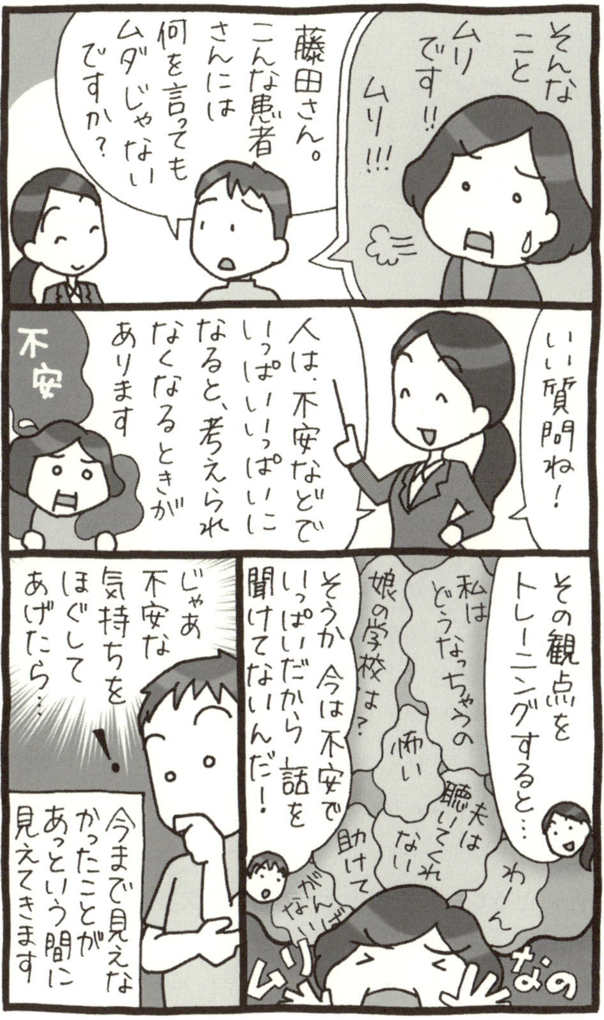
そんなことムリです!!
ムリ!!!
藤田さん。こんな患者さんには何を言ってもムダじゃないですか？
いい質問ね！
人は、不安などでいっぱいいっぱいになると、考えられなくなるときがあります
不安
その観点をトレーニングすると…
私はどうなっちゃうの
夫は聴いてくれない
怖い
娘の学校は？
助けて
わーん
がんばれない
ムリなの
そうか 今は不安でいっぱいだから話を聞けてないんだ！
じゃあ不安な気持ちをほぐしてあげたら…
!
今まで見えなかったことがあっという間に見えてきます

このように、患者さんの見方を学ぶことで、今まで見えなかったことがあっという間に見えてきます。すると、自然に言葉が出たり、適切な対応が臨機応変にできるようになってくるのです。
　よくコミュニケーション能力は天性のものであって、もともと得意な人、下手な人がいるように思われていますが、そうではありません。トレーニングすることでコミュニケーション・センスが育っていくのです。

　子どもの頃自転車に乗れなかったところから、乗れるようになったときのことを思い出してください。
　自転車に乗れるようになるには、バランスをとること、ハンドルを操ることなどたくさんのポイントがありますが、一つひとつ親や友達の指示通りに実践して乗ることができるようになったでしょうか？　結局は、何度も転びながら自分で勘をつかんでいつの間にか乗れるようになったと思います。
　そして、ひとたび自転車に乗れるようになると、いちいちバランスは？　力の入れ具合は？　などと考えなくても乗ることができるようになります。そして、自転車に乗ることができれば、バイクに乗ってもバランスがとれるようになっています。1つの勘が身につくと、他の物事の習得も早くなるのです。

●患者さんにとっても医療者にとってもプラス

　本書では、医療現場で皆さんが「どうしたらいいの？」と困ったり、時にはイライラしたりするような場面を紹介しながら、患者さんの状態をつかむ方法をお伝えします。
　そのうえで、患者さんとのコミュニケーション・スキルの実践に進んでください。「気づき力」が高くなったあなたは、臨機応変に

聴いたり、話したりすることができるようになっているはずです。

　私は歯科衛生士として働きながら、このトレーニングを受けました。それによって、この患者さんは何を言っても変わらないと決めつけてあきらめていた患者さんの行動が変わる、緊張して体がこわばっていた患者さんが、リラックスして治療を受けることができるようになる、院内のチームワークがよくなるなど、解決は無理だと思っていた問題が、コミュニケーションで改善していく体験をしてきました。
　そして、コミュニケーション・スキルを高めることは、患者さんにとっても、医療者自身にとってもプラスなことばかりだと実感しました。これが、私が医療現場や看護学校でのコミュニケーションやマナーの講師として活動を始めた理由です。
　コミュニケーション研修を受講された方々の多くも「患者さんが心を開いて話してくれるようになった」「対応が難しそうな患者さんを任されるようになった」「患者さんや他部署から指名で依頼が来るようになった」「新人や後輩がぐんと成長した」などと目を輝かせて、時には目に涙を浮かべながら結果を報告してくださいます。
　医療者の方が仕事にやりがいを感じていきいきと働かれることは、一医療者としてとてもうれしいことです。もちろん、それは患者さんにとってもプラスなことなので、さらに喜ばしいことです。

　本書は、研修の受講者の方や、私自身の実際の体験を事例に取り上げています。ぜひ、皆さんも現場の中でコミュニケーション・スキルを向上させて、今よりもやりがいを持ってお仕事をしてくださったら幸いです。

藤田菜穂子

患者さんに信頼される医院の心をつかむ医療コミュニケーション　目次

監修者の言葉

はじめに

1章

なぜ、医療コミュニケーションが大切なのか？

① 医療現場にこそ必要なコミュニケーション ……………………… 14
② 魔法のようなコミュニケーションはない …………………………… 22
③ 目の前の患者さんとコミュニケーションをとろう ………………… 25
④ 医療コミュニケーション能力を身につけるためのステップ ……… 28

2章

患者さんはアップセットしている

① アップセットとは ………………………………………………………… 36
② アップセットしている患者さんへの対応方法 ……………………… 38
③ アップセットの要因は1つではない ………………………………… 47

④ 患者さんの家族もアップセットする ……………………………… 54
⑤ 医療者もアップセットする ……………………………………… 56
⑥ 自分のアップセットを扱う方法 ………………………………… 60

3章

「ああ言えばこう言う」状態の患者さんへの対応法

① いつまでも、らちが明かない「ああ言えばこう言う」会話 …… 70
② 「ああ言えばこう言う」状態に巻き込まれてはいけない …… 80
③ 「ああ言えばこう言う」状態を分析してみる ………………… 83
④ 「ああ言えばこう言う」状態のままでは命が失われることも …… 91
⑤ 患者さんを説得しても伝わらない ……………………………… 94

4章

患者さんと信頼関係をつくるコミュニケーション

① 患者さんと「一緒にいる」状態とは …………………………… 102
② 人はすぐにいなくなる …………………………………………… 105
③ 患者さんもいなくなる …………………………………………… 110

④ 患者さんと「一緒にいる」ことの最大のメリット ……………… 113
⑤ 人は自分の話を聴いてほしい ………………………………… 116
⑥ 患者さんの気持ちを受け取る聴き方のコツ ………………… 130
⑦ 「ただ受け取る」ことでつくる信頼関係 ……………………… 135
⑧ 「聴く」効果が出ないときの対処法 …………………………… 142

5章

患者さんの自発的な行動を促すコミュニケーション

① 「話す」関係づくりをしよう ………………………………… 148
② 患者さんの行動を促すインテンショナル・メッセージ ………… 150
③ インテンショナル・メッセージが伝わるためのポイント ……… 165
④ 患者さんは本当に言いたいことが言えていますか？ ………… 174

6章

患者さんが来院したくなる院内コミュニケーション

① 医療者がいきいき働く院内コミュニケーション ……………… 184
② 組織を腐らせるゴシップ ……………………………………… 186

③ ゴシップをどう減らすか？ ……………………………… 192
④ 一人ひとりが「レスポンシビリティ」を持とう …………… 195
⑤ いつでも能力を発揮できる職場をつくるために …………… 198
⑥ 言いにくいことも言える環境をつくろう ………………… 202
⑦ 方向性を揃えてチーム力を上げる ………………………… 210

おわりに

装幀　三枝未央
イラスト　しおんあずみ
本文ＤＴＰ　エムツー・デザイン

1章

なぜ、医療コミュニケーションが大切なのか？

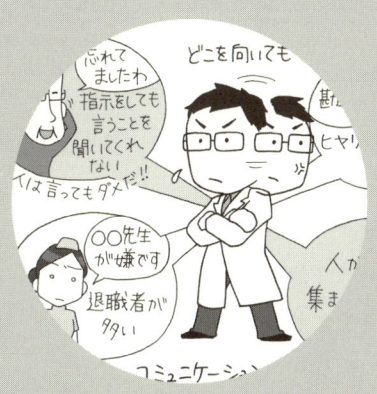

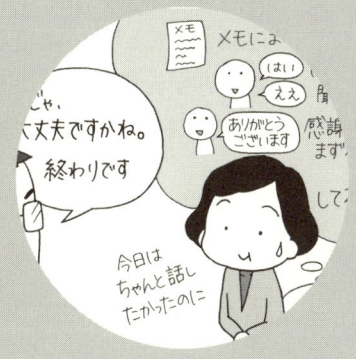

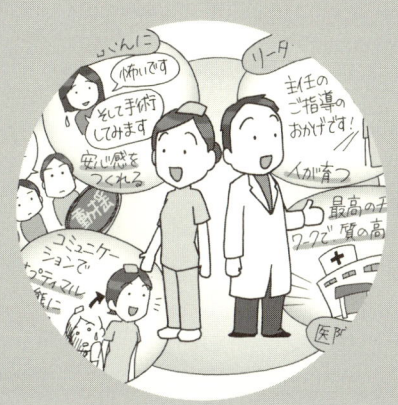

① 医療現場にこそ必要なコミュニケーション

医療者はみんなコミュニケーションに悩んでいる

　私はこれまで数多くの医院において研修やセミナーを行なってきましたが、患者さんへの対応に悩んでいるという話をよく聞きます。
　実際、ほとんどの医療者の方が、コミュニケーションのあらゆることに悩んでいます。
　患者さんとの関係では、

- コミュニケーションが苦手で打ち解けられない
- 信頼されていないような気がする
- なんとか元気づけたいが、沈む一方で無力感がある
- 診療時間が短いことで誤解や不信をまねいている
- 指示をしても言うことを聞いてくれない
- 患者さんが納得するように話ができない

　スタッフ間、院内のコミュニケーションにおいても、

- チームワークがよくない
- 物事を頼みにくい、頼むといやな顔をされる
- 消極的で自発的に動かない
- 新人、後輩が育たない
- リーダーが育たない

・責任をとりたがらない
・意見やアイデアが出てこない
・人間関係が理由での退職者が多い

　……あげるとキリがないほど、さまざまなことで医療者はコミュニケーションに悩んでいます。
　忙しくてコミュニケーションにまで気を使っていられないという方の中にも、スタッフに指示しても、細かいところまで適切なサポートをしてくれないと困っている方もいます。
　コミュニケーションよりも知識や技術が大事だという方は「難易度の高い手術をするチャンスがあるのに、患者さんがその手術のメリットを理解してくれない」などの悩みがあるようです。

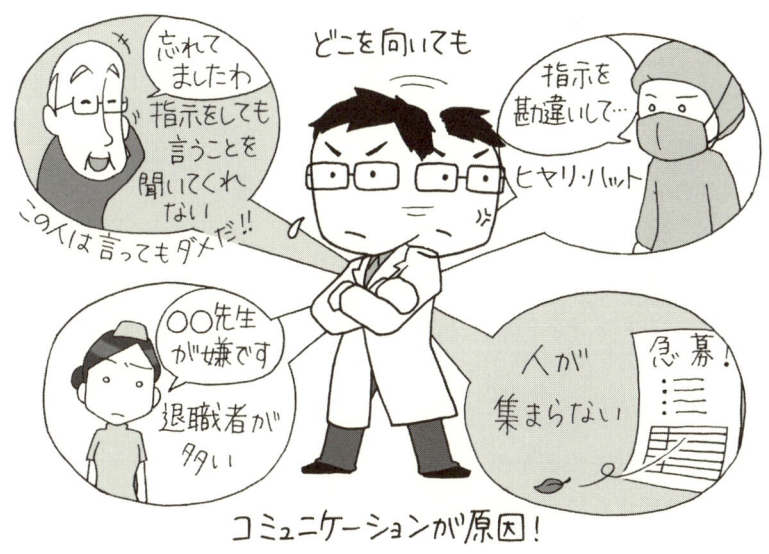

1章●なぜ、医療コミュニケーションが大切なのか？　15

また、「うちはコミュニケーションがとれている」と思っている組織でも、〝ヒヤリ・ハット〟が頻発する、スタッフがすぐに辞める、求人しても人が集まらないなどの問題の多くは、コミュニケーションが原因となっています。
　医療現場では、さまざまな職種の複数の人たちが連携して行なわれています。
　患者さんに適切な医療を提供するためには、対患者さんとのコミュニケーションが良好であることだけでなく、院内のコミュニケーションが円滑でチームワークがよいことが大切です。本書では対患者さん、対スタッフいずれのコミュニケーションにも役立つものをお伝えしていきます。

患者さんの満足度に大きくかかわる

　患者さんが病院を選ぶ決め手には、どのようなものがあるでしょうか？

・病院の立地、診療時間、待ち時間などの環境
・診断、処置など医療技術の質
・評判（口コミやインターネット）
・先生やスタッフの対応や人柄

　など、さまざまなものがあると思います。
　ある患者さんの満足度を測るアンケート調査によると、施設の充実度や清潔感、待ち時間などよりも、医師とのコミュニケーションに関連するものが多いそうです（参考：『患者満足度——コミュニケーションと受療行動のダイナミズム』前田泉、徳田茂二、日本評論社）。

患者さんの性格や疾患、外来受診か入院されているのかといった状況などにより異なりますが、患者さんは少なからず、医療者とのコミュニケーションに力づけられたり、逆に傷ついたりしているのです。

　また、患者さんが、医師の診察を受けるときにどのようなことを気をつけているのかというアンケート（参考：『卵巣がん患者の会スマイリー　5周年記念会報』卵巣がん患者・家族アンケート2011）では、

・質問したいことはあらかじめメモにまとめている
・既往歴、受診歴、服用歴などをすぐに答えられるように準備している
・誰かにつきそってもらう（冷静に聴いて質問できる人に同行してもらう）

など、患者さんは、自分自身が知りたい情報をしっかりと得て最善の医療を受けるために、さまざまな工夫をされていることがわかりました。
　さらに、医療者とのコミュニケーションを円滑に進め、医療者からの信頼を得るために、患者さんは努力をしているということも浮き彫りとなりました。
　患者さんは、医療者にとって自分は数多くの中の1人であるということは頭で理解していても、一方で自分のことはしっかりと診てもらいたいと考えています。

　実際、患者さんへのアンケートには、次のような声がありました。

- 診療のはじめは、こちらからは何も言わず、先生の話を聞くようにしている
- 忙しくて疲れているだろうから、感謝の気持ちを伝えることから始めている
- 若い先生が戸惑っていたり、手間取っている場合は、失言があったようなときにもイライラせず、先生を育てるような気持ちで接している

　患者さんによっては、ここまで考えていらっしゃるのです。このことを、研修などで医療者の皆さんへお話しすると、ほとんどの方が驚かれます。

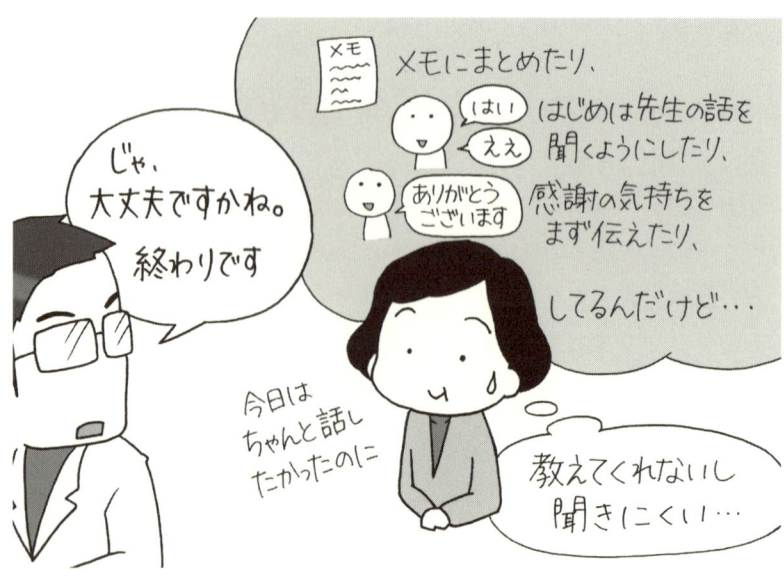

痛みや不安な感情などを抱えている患者さんが、医療者とのコミュニケーションにおいて気を使っているということを医療者が理解しておくだけで、患者さんの負担をかなり軽くすることができます。
　また、医療者からは、自分のコミュニケーションは正しいのだろうか？　という悩みもよく聞きます。
　正解がないのがコミュニケーションですが、相手（患者さん）のことを感じ取り、どのような対応をしていけばよいのか、その糸口を解説していきます。

コミュニケーションが与えるたくさんの影響

　医療現場におけるコミュニケーションはさまざまな効果をもたらしますが、いずれも質の高い医療を提供することに直結しています。

a. 患者さんに対する効果
・何でも話せる安心感を与えて、医療者を信頼してもらえる
・怖さや苛立ちなどの感情にまみれている患者さんが、その感情を次第に横に置けるようになる
・気がねや躊躇なく、本音や要望を言えるようになる
・感情的にならずに、正しく説明を理解できるようになる
・自分が何を望むのかを考え、現実に即した決断をすることができるようになる
・病気や命としっかり向き合えるようになる
・自発的に行動するようになる

b. 患者さんの家族に対する効果
・家族が病気やけがという一大事のときの心配や不安、動揺などの

感情を落ち着かせることができる
- 現実を受け止め、対応できるようになる
- 家族が、患者さんの支えになることができる

c. あなた自身に対する効果
- 患者さんの状態や思いを感じるセンスが高くなる
- 患者さんが言えずにいる症状や気持ちを引き出すことができる
- 話が患者さんへしっかり伝わるようになる
- 適切な判断がスピーディーにできる
- クレームが減る
- ヒヤリ・ハットがなくなる
- ストレスが軽減する。メンタルヘルス不全が生じにくくなる
- パフォーマンスが落ちたときに、自分の心身の状態をオプティマル（最上で最高の）状態に戻すことができる
- 患者さんやスタッフから信頼され、やりがいを感じて働くことができる
- 技術の習得・上達が早くなる

d. リーダー（院長・主任など）に対する効果
- 人を育てる力が向上する
- 耳の痛いことも、相手に届く形で伝えることができる
- スタッフが自発的に働き、患者さんに支持される医療現場をつくることができる
- 組織を運営する力が向上する
- 採用時の人を見る目が育つ

e. 医院全体に対する効果
- 職場の人間関係が向上する

- チームワークがよくなり、仕事の質が高くなると同時に効率がよくなる
- 職種や役職の違いから遠慮することなく、全員が患者さんのために意見を出し合い、質の高い医療を提供する組織になる
- スタッフがお互いを尊重し、一人ひとりが専門家として能力を発揮できる組織になる
- 患者さんにも、医療者にも安心できる居心地のよい空間になり、評判がよくなる
- 患者さんに支持され、スタッフが自発的にイキイキと働く医療現場をつくることができる
- スタッフが定着し、経営が安定する

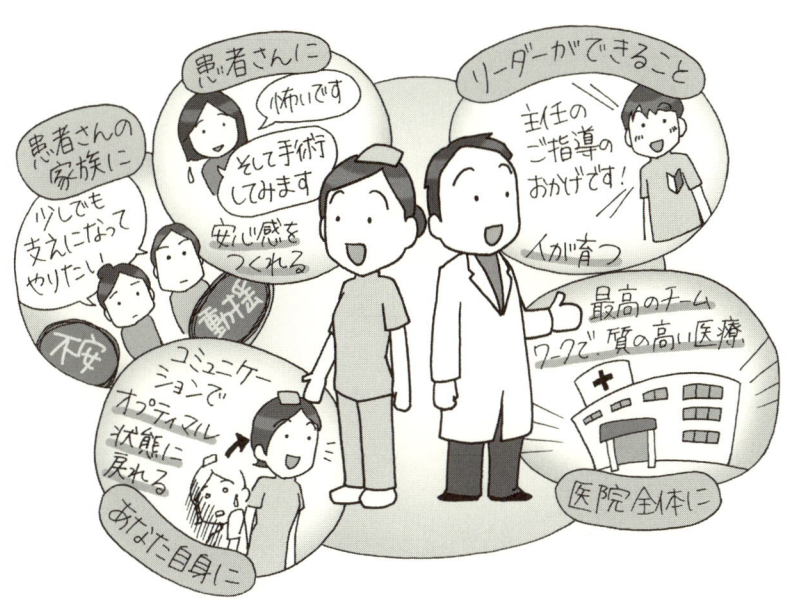

1章●なぜ、医療コミュニケーションが大切なのか？

② 魔法のようなコミュニケーションはない

患者さんの数だけコミュニケーションがある

「魔法の一言はありますか？」
研修中に、このようなご質問を受けることがよくあります。
不安を感じている患者さんを元気づける魔法の一言。なかなかこちらの言うことが通じない患者さんが指示通りに行動する魔法の一言。クレームを解決する魔法の一言。そんな一言があったら、よりよい医療が提供でき、時間も短縮できて、お互いにいいことばかりなのに……。目の前の患者さんのことを思うがゆえの質問です。

皆さんも、あなたの一言やかかわりがきっかけで、落ち込んだり、悩んだり、自暴自棄になったりしていた患者さんの気持ちが前向きになって治療が効果的に進んだという経験を少なからずお持ちだと思います。
でも、もし、その患者さんに、あなたとは別の医療者が同じ言葉をかけたら、同じ結果になるでしょうか？
あるいは、疾患や困っている状況が同じなら、どの患者さんにも同じコミュニケーションが有効でしょうか？

このように改まって聞かれると、「誰に（誰が）言っても効果的な一言なんてあるわけがない」ということを理解していただけるで

しょう。

　しかし、現場で働いていると、患者さんにいつも同じような言葉をかけていることがありませんか？

　同じ言葉を伝えても、相手の性格や体調、心理状態、緊張の度合い、タイミングなどによって、コミュニケーションの進め方は異なります。

　目の前にある状況をどう感じ取り、どう対応していくのが最適なのか、それぞれの患者さんに合わせたコミュニケーションをとることが必要です。

「希望を持ってがんばりましょう」
　患者さんの立場で、医師からこの言葉を聞くと、どのように感じられるでしょうか。

　それまで他の医師から「もう治療法がありません」などと言われている場合であれば、「やっと私と一緒に治療に向かってくれる先生に出会えた」とうれしくなり、信頼感が強まるかもしれません。

　一方で、「希望を持たなければいけないほど、自分の病状は悪いんだ」と落ち込む患者さんもいるでしょう。

　どちらも、実際にあった患者さんの例です。それぞれの患者さんの性格や診察の状況などによって、同じ言葉でも正反対の結果となったのです。

一度失敗したらそのセリフは使えない？

　たとえば、電車で高齢の方に席を譲った際に、「助かります。どうもありがとう」などと言って席に座る人と、「私は、人様に席を譲ってもらわなくてはならないほど弱っていない」と不愉快になる

人。人によって反応はさまざまです。

　もし、せっかく席を譲ったのに、まるでこちらが気のきかない悪者かのように「結構です」と言われる経験をした場合、その後に同じ状況に出くわしたらどうするでしょうか？　その高齢の方がどのような反応をするのかはわからないのに、「もう二度とあんな思いをしたくないから、電車の中で席を譲らない」と頑なになることがあるかもしれません。

　先ほどの「希望を持ってがんばりましょう」という医療現場の例も同じです。もしある１人の患者さんに拒否をされたことで「せっかく患者さんのことを思って言ったのに、これからはそのような声をかけるのはやめよう」と決めてしまうのは、他の患者さんを力づける機会をなくしていることでもあります。

　本書では、医療現場でのコミュニケーションを円滑にする方法をご紹介していきますが、このセリフが役立つ、役立たないという側面だけで捉えないようにしてください。あなたと目の前の患者さんの関係性の中で、何をどう伝えることが効果的なのか考えること、患者さんのことを思いやってかかわることが大切です。

3 目の前の患者さんとコミュニケーションをとろう

価値観の違いがすれ違いをつくる

CASE

Dr「この状況では外科手術が一番でしょう」
患「でも、手術をすると入院期間が長くなり、体力も弱ります。他の治療法も可能だという先生もいたのですが」
Dr「その治療法は、まだ世界でもスタンダードではないんですよ。1日でも命を長らえたいでしょ」
患「命を長らえても、そんなに長く病院のベッドに寝ていたままでは……。仕事もしないと、経済的にもつらくてやってられません」
Dr「とは言っても、その治療法は……。私は手術をすすめます」

　人それぞれ価値観は異なりますが、患者さんの価値観と医療者の価値観が異なることがあります。
　上記の事例を見てみると、医療者は「1日でも長く命を持たせること」という価値観に基づいて、手術をすることを強くすすめています。
　患者さんは、これまでの経験や、同じ疾患の人が手術後に回復が

思わしくなかった話を聞いていたこと、仕事をしなければ経済状態が厳しいことなどから悩んでいます。

医療者への遠慮から、なかなか希望を伝えられない患者さんもいますが、この患者さんは医師へそのことを伝えました。しかし、医師はその思いを受け止めることなく、「手術をするべき」「今の状態では、手術をすることが世界的な標準でもある」ということから、手術をすすめ続けます。

私たちは誰もが、価値観を持っています。その価値観を通じて物事を決めたりすることで、相手と行き違ってしまうことがあります。

また、相手の価値観を決めつけてしまうこともあります。上記のケースで言えば、かつて患者さんが「1日でも長く生きたい」と医師へ懇願した経緯があるような場合です。その言葉を受けて、医師は「1日でも長く生きられるように」、手術をすすめたのかもしれません。

しかし、今、患者さんは、仕事などの観点から、「ただ1日でも長く生きられたらそれでよい」状態ではないと話しています。

一度、「こういうものだ」と物事を決めつけることによって、目の前の人に今、何が起こっているかという現実を見誤ってしまうことがあります。大切なのは、目の前にいる患者さんの本当の願いは何かを、常に聴き取ろうとすることです。

経済的な不安にとらわれている患者さんに、「1日でも長く生きるため」に手術をすすめても、決断にはなかなかつながらないでしょう。

患者さんをタイプ分けすることの危険

　現場での経験が増えてくると、患者さんの要望や感情に察しがつくことがあると思います。この洞察力は現場ではとても大切なものです。
　しかし、洞察力と似て非なるもので、気をつけなければならないのが、患者さんを「タイプ分け」することです。
　タイプ分けは便利である反面、決めつけてしまうことで大きくずれた行動をとってしまうこともあるので、注意が必要です。
　患者さんとのコミュニケーションにおいて、タイプ分けに使われる評価軸は患者さんの性格、性別、年代、地域性、職業、収入、家族環境、心理学的な分類など、さまざまです。
　しかし、それらの評価軸に患者さんを当てはめ、タイプ別の対応策をとろうとすると、現実とずれてしまうことがあるのです。

　治療の場合は、データをとり、エビデンスやガイドラインに基づいて診療を行ないますが、コミュニケーションはそのようなガイドラインが存在しにくいものです。
　さらなる弊害として、治療を良好にするために患者さんをタイプ分けしているはずが、会話の目的がタイプ分けするための根拠探しになってしまうことがあります。
　また、患者さんのタイプを判別し、それに合わせたコミュニケーションをしていると、大切な情報を見落としてしまう確率も高くなります。
　医療現場では、治療方針を決めるなど決断しなくてはならない場面がたくさんありますが、コミュニケーションについては無理に何かに当てはめようとするのではなく、目の前の患者さんの、ありのままの現実を見ようとする姿勢が必要です。

 医療コミュニケーション能力を身につけるためのステップ

医療コミュニケーションの流れ

　本書は、次のようなコミュニケーション・センスを向上するための流れに沿って解説しています。この流れは、実際に医療の現場で患者さんと接するときに取り組む順番とも一致しています。

・コミュニケーションを阻害する要因を知る（2・3章）
・コミュニケーションの2つの実践ステップ
　①患者さんと信頼関係をつくる（4章）
　②患者さんの自発的な行動を促す（5章）
・〔応用〕院内コミュニケーションをよくする（6章）

　以下に、その概要をお伝えします。

コミュニケーションを阻害する要因を知る

　現場では、患者さんに丁寧に説明して、確認をしたはずなのに、話が通じない、覚えていない、指示が通らないなど意図する結果が得られないことが起こります。
　それは、患者さんに話を聴けない、考えられないなどコミュニケー

ションを阻害する要因があるためです。

　患者さんは今、コミュニケーションがとれない状況だということに気づかないまま、いくら話をしても、伝わらない、覚えていない、指示が通らないなどの状態が起こります。

　医療現場では、患者さんと短時間でコミュニケーションをする場合が多いので、まず、「患者さんは今、コミュニケーションできる状態か」を見極めることが必要です。

　また、患者さんはあなたと話をしている中でも、「コミュニケーションがとれない状況」に陥ることがあります。あなたとの話の途中で患者さんが「コミュニケーションがとれない」状況になったことに気づかないまま話を進めれば、やはり患者さんへは伝わらない、覚えていない、指示が通らないなどといった状態が起こります。

　話の途中で患者さんが「コミュニケーションがとれない状況に陥った」ことに気づくこと、さらにあなたがきっかけでこの状態に陥らないように気をつけることがとても大切です。

・患者さんは今、話ができるか？

　医療の現場では、一人ひとりの患者さんと医療者がじっくり話をすることができない場合があります。そのため、短時間で患者さんの体や心の状態を把握して診断し、適切な処置をし、さらに患者さんが行動するように指示を出す必要があります。

　そのような現場で、医療者は患者さんに会った瞬間に、患者さんは今、話を聴くことができるのか、こちらの話を理解し、覚えることができるのか、自分はどうしたいのかを検討して決断することができるのかなどを、見分ける必要があります。

　そのためには、診察を受ける患者さんは、いつもは理解できることが理解できなかったり、思いもよらない発言をしたりするような状態にあるということを意識していてください（詳しくは2章）。

1章●なぜ、医療コミュニケーションが大切なのか？

・患者さんが「ああ言えばこう言う」状態になってないか？

　薬を飲む、運動する、食事制限をする、リハビリをするなど、患者さんに指示や指導をしている場面で、「やらなくてはいけないことはわかっているんですけどね……」「つい、忘れてしまって」「禁煙って難しいんですよ」「仕事をしながら、そんな食事制限は無理です」など、「ああ言えばこう言う」状態となり、結局指示を守らない患者さんがいます。

　このような患者さんに行動してもらうためには、会話は弾むけれども、結局行動にはつながらないコミュニケーションの仕組みやパターンについて理解しておきましょう（詳しくは3章）。

　患者さんの状態の見極め方を知ると、たとえば、これまで説明したことを覚えていない患者さんに対して「この患者さんは話を聴く気がない。自分が何を言ってもムダだ」とあきらめたり、患者さんのせいにしてしまっていたことが、「この患者さんは今、不安な気持ちが大きくて話が聞けていないのかもしれない」などと気づけるようになります。

　この気づきから、「まずは不安な気持ちをほぐすことから始めよう」「まずはこの会話をやめて、話を切り替えよう」など、今、目の前の患者さんとコミュニケーションをとるために何が必要か、見えるようになります。

　そして、患者さんはあなたとコミュニケーションをしている間にも、状況は変わります。常に患者さんが「しっかり話ができる、自分の思いや考えを冷静に表現できる状況」であるかどうかを感じ取りながら、コミュニケーションを進めていきましょう。

コミュニケーションを進める2つのステップ

　コミュニケーションには大きく分けると2つのステップがあります。「患者さんと信頼関係をつくる」ステップと、「患者さんの自発的な行動を促す」ステップです。

①患者さんと信頼関係をつくる
　まずは、患者さんの思いや要望を「聴く」段階です。
　患者さんに「この人は話しやすい」と信頼してもらえると、「この人なら何でも話せる」と、質の高い治療やケアに必要な情報も自ら伝えてくれるようになります。
　4章では、患者さんが悩みや不安な気持ちを話したときの返答のパターンから、あなたの「聴く姿勢」が患者さんにどのような影響を与えているのかを見ていきます。
　私たちは、患者さんだけでなく、毎日多くの人と会話をしているので、これまでの癖や慣れ、自分独自の方法で無意識に聴いていると思います。4章ではまず、自分の「聴く姿勢」に意識的になることで、患者さんとの関係性を深めていくかかわり合いや返答の仕方について解説します。
　この患者さんに信頼していただくステップは、次の「患者さんの自発的な行動を促す」ステップに欠かせないものです。

　診察室で話す内容は、病状や今後の治療方針・生活について患者さんに決めてもらわなければならないことや、患者さん自身に取り組んでもらいたい指示など、あらゆることがあります。これらのことを患者さんにしっかりと伝えるためには、最初のステップで、患者さんの思いを感じ取り、患者さんに信頼していただくことがベー

スとして必要です。この段階が欠けていると、過不足なく情報を伝えて指導しても、思い通りの結果が出ないことがあります。

　これまで、私の研修で医療コミュニケーションを学んだ方は、この１つ目のステップが現場で一番役に立ち、自分自身も楽になったとおっしゃいます。

②患者さんの自発的な行動を促す
　１つ目のステップをきちんと踏んだうえで、次のステップに入ります。

・伝える（病状や治療方針、手術などの処置内容、生活指導など）
・患者さんに理解・納得してもらう
・患者さんと医療者が共に進む（治療方針を決めて治療を始める、患者さん自身が健康になるための行動を始めるなど）

　５章では、この３つを達成することができる「インテンショナル・メッセージ」について解説します。
　インテンショナル・メッセージは、指示をする、告知をする、治療法を選択してもらう、治療への協力をお願いする、食事制限をするなど、患者さん自身に行動していただきたい場面において有効な伝え方です。

患者さんが来院したくなる院内コミュニケーション

　医療コミュニケーションは、患者さんに対するものだけではありません。患者さんに質の高い医療を提供するには、スタッフ間のコミュニケーションが円滑であることが重要です。

スタッフ同士の関係がよくないと、院内の雰囲気も悪くなります。患者さんは敏感ですので、「この病院のスタッフは雰囲気が悪いな」「ちゃんと診察してくれるだろうか」などと、不安や居心地の悪さを感じます。

　スタッフの人間関係がよくないときは、周りからどう思われるだろうか、陰で何を言われているのだろうかということが常に気になっている状態で、患者さんではなく、上司や同僚の顔色を見ながら働いています。
　このような状態では、患者さんと良好なコミュニケーションをとれるはずがありません。
　また、スタッフの退職が増えるので、人員不足で慢性的に忙しくなり、さらに雰囲気が悪化する……そんな悪循環の現場を、私は数多く見てきました。
　6章では、医院のチームワークを強くすることで、患者さんに質の高い医療を提供できる環境づくりについてお伝えします。

2章
患者さんは
アップセットしている

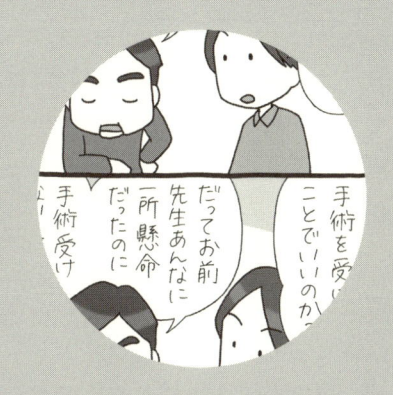

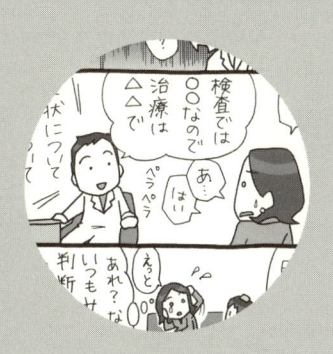

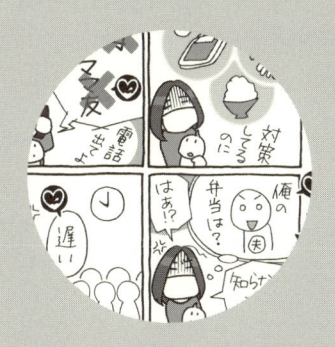

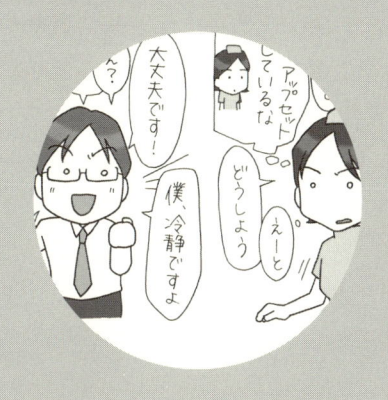

① アップセットとは

コミュニケーションできない状態

　初来院の電話予約をしたのに、間違えて別の医院へ行ってしまった……。

　玄関と待合室には段差があり、スリッパも並べられているのに目に入らず、靴のまま診察室へ入ってしまった……。

　受け答えがしっかりしていて理解力もありそうなのに、診察室で説明した治療内容を覚えていない様子……。

　頭が真っ白、いっぱいいっぱい、テンパる、我を忘れる。さまざまな表現がありますが、人は、感情にとらわれて、普段ならできるであろう適切な判断や行動が、なぜかできなくなってしまうことがあります。

　感情的になっていても、冷静に会話をしたり、適切な行動ができる場合もありますが、それとは異なります。この状態と区別するために、感情に支配されて物事が正しく扱えなくなってしまっている状態を「**アップセット**」と呼んでいます。

　目の前の患者さんがアップセットしているときに、説明をしても言葉が届いておらず、しっかりと判断できません。たとえその場で返答してはいても、後から「この選択でよかったのか」「やっぱり変える」ということが起こります。

これらの場合に、この患者さんは「話が通じない」「言うことがコロコロ変わる」「わがままだ」などと患者さんの性格として見るのではなく、「アップセットしているのかもしれない」と捉えることで、患者さんと冷静にコミュニケーションをとる糸口が見つかります。

ほとんどの患者さんはアップセットしている

　医療者にとって病院は職場であり、日常生活の場ですが、患者さんにとっては非日常の場です。さらに病院は、自分や自分の大切な人が病気やけがをしているために行くところで、できれば行きたくない場所です。楽しみに準備をして、おしゃれをして出かけるような場所ではありません。
　患者さんには疾患による痛みや苦痛からくる不安、治療費など経済的な不安、診察までどのくらい待つのか、回復までどのくらいかかるのだろうかという時間にまつわる不安、家族・仕事の関係者など人間関係の不安、これからの人生についての不安など、多くの不安に覆われています。

　ですから、皆さんが患者さんに会ったそのときからすでに、患者さんは感情にとらわれてアップセットしているかもしれないということです。冷静に話を聴くことができず、普段ならしないような言動をしてしまう状態かもしれないのです。
　医療現場では、すべての患者さんはアップセットしているかもしれないことを大前提として、患者さんとコミュニケーションすることをおすすめします。

② アップセットしている患者さんへの対応方法

①アップセットしていることに気づく

　アップセットしている患者さんに対応するには、**①アップセットしていることに気づくこと**、**②なぜ、アップセットしているのか原因を探ること**で、どのように対応すればよいのかが見えてくるようになります。
　以下、順番に解説していきます。

　先ほどあげた例のように、患者さんが電話予約したのに別の医院に行く、靴を脱ぐ場所があるのにスリッパに履き替えることに気づかないなど、明らかにおかしな行動をしたり、取り乱していたり、話をしていてつじつまが合わなかったり、理不尽なクレームを言ったりするなどの場合には、患者さんの言動から、「アップセットしているかもしれない」と気づくことができます。
　その他、患者さんには「白衣恐怖症」など、医院や医療者に苦手意識がある方もいますし、苦手意識がなくても医院に来る患者さんは、身体的痛みや精神的な苦痛を持っていることがほとんどです。
　一見会話が成り立っているように見えるため、患者さんがアップセットしていることに気づきにくい場合があるということを理解しておきましょう。
　では、実際に、一見わかりにくい患者さんのアップセットには、どのようなパターンがあるのか見ていきます。

CASE 話を聴けていない

70代男性の患者さんの例。主治医は手術について患者本人、息子夫婦に向け、1時間かけて丁寧に説明。「それでは、手術をお願いします」と患者さん本人と家族がお願いし、承諾書への記入を終了したが……。

息子「父さん、先生の話わかったか？」
父「いいや。お前はどうだ？」
息子「そうか、俺も難しくてよくわからなかった。で、手術を受けることでいいのか？」
父「お前の年くらいの先生が汗をかきながら、忙しい中、俺のためにあんなに時間をかけて説明をしてくれたんだぞ（意味はわからなかったが……）。手術を受けないと、悪いだろ」

　患者さん本人も、家族も「はい」と返事をし、こちらの話を聞いている様子に見え、主治医は患者さん、家族ともに納得して手術を決めたと思っていました。しかし、実際には話を聞けていなかったというケースです。
　このような場合、自分がアップセットして頭が真っ白になり、話をきちんと聞けていないことを、本人が自覚していないこともあるので、言葉のやり取りのみが続きます。このようなときは、「大丈夫ですか？」「大丈夫です」「質問ありますか？」「いえ、ありません」という会話が交わされるので、医療者も気づきません。
　医師はしっかり時間をかけて説明し、患者さんの思いを尊重しようとしているのに、これでは目的通りの会話となっていません。

他にも、「看護師が説明をするので、診察室を出たら廊下の椅子で待っていてください」と伝え、患者さんは「はい」と返事をする。しかし、患者さんは、診察室を出ると指示をすっかり忘れて会計に向かっていたというケースもあります。
　このように、「はい」「わかりました」「（質問は）ありません」と言っている場合でも、実は患者さんは理解できていない、質問できない状態かもしれません。

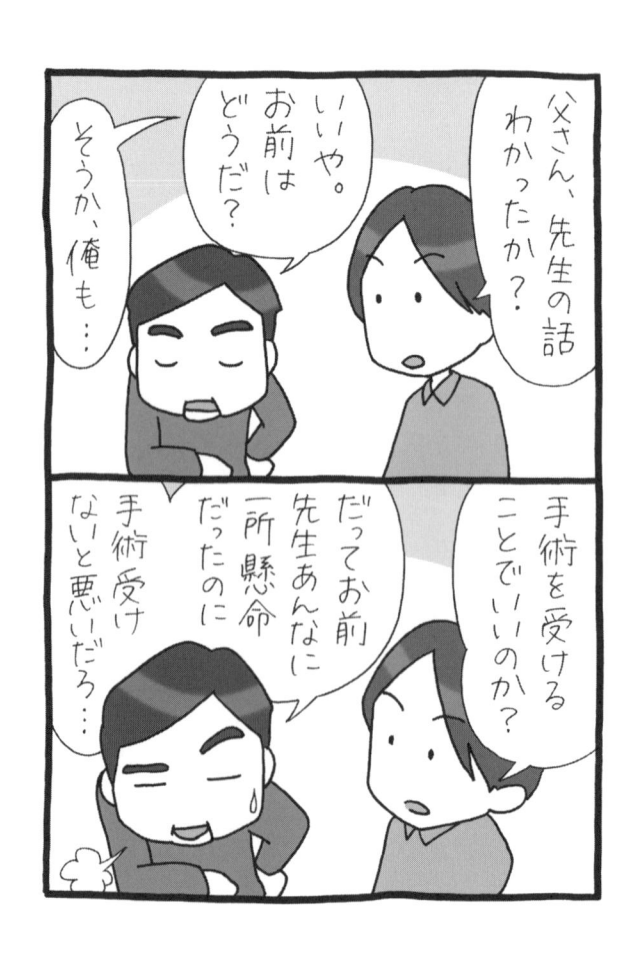

> **CASE** 考えられなくなる
>
> 　健康診断後の精密検査の結果、がんの告知を受けたときの患者さんの例。
>
> 　「診察室でいきなり『がんかもしれません』と先生から言われ、そのまま具体的な検査結果や症状、治療法の種類など立て続けにいろいろな説明を聞いた。
> 　診察室から出た廊下でも、看護師さんから『入院や手術の日程はどうしますか?』と聞かれたけど、会社で仕事をしているときのような頭の回転で理解したり、判断したりすることなんかできなかった」

　日常、スピーディーに判断し物事を進めている人であっても、アップセットすると、驚きや不安、悲しみなどの感情にとらわれて、話が聞けなくなったり、冷静に判断できなくなります。
　その際に無言になる、泣き出すなどの状態になれば、アップセットしているとわかりやすいのですが、「はい」「そうですね」などと、一見会話ができている場合、医療者は患者さんがアップセットしていることに気づかないまま、自分が話していることが伝わっているとして話を続けてしまいがちです。
　このとき、患者さんは「よくわからないけど、とにかく決めないと」と、医師に言われるまま、しっかりと考えずに決断をしてしまっているかもしれません。
　そして、後から「そんなつもりじゃなかった」「そんなことは聞いていない」「やっぱり治療を受けたくない」などということにつながることもあるのです。

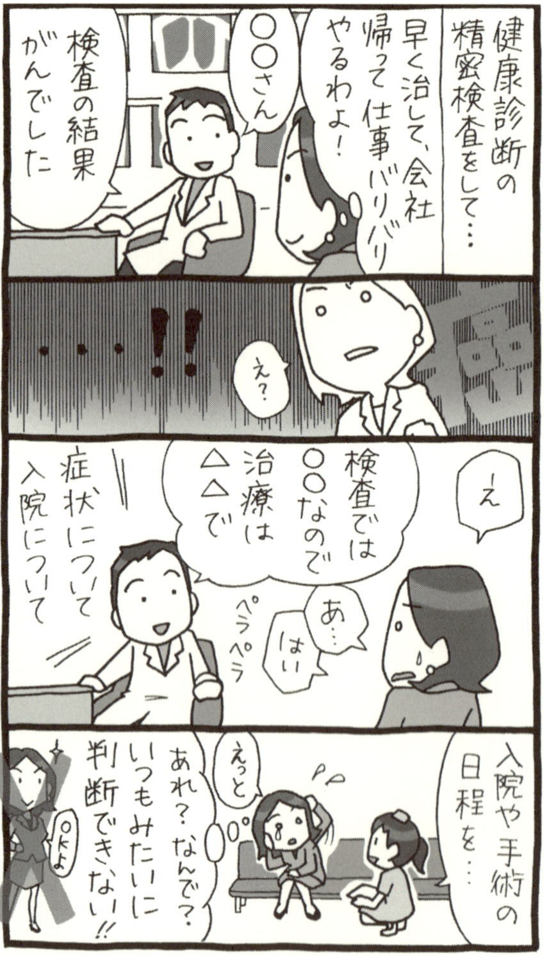

健康診断の精密検査をして…
早く治して、会社帰って仕事バリバリやるわよ！
〇〇さん
検査の結果がんでした
…!!
え？
ーえ
検査では〇〇なので治療は△△で
症状について入院について
ペラペラ
あ…
はい
入院や手術の日程を…
えっと
あれ？なんで？いつもみたいに判断できない!!
OKよ

患者さんがアップセットしているかもしれないと気づくことで、以下のことができるようになります。

・判断や行動を促す

すでにアップセットしていて、不適切な言動をしてしまっている患者さんを適切な判断や行動ができる状態にすることができます。

・対策や予防がとれる

アップセットの原因がある程度予測できれば、事前に対応することができ、患者さんのアップセットを防いだり、アップセットの原因になる感情をやわらげることができます。

また、医療者の対応で患者さんのアップセットを助長することを防ぐことができます。

・相手を容認しやすくなる

「アップセットは感情にとらわれて適切な言動ができない状態である」と理解することで、患者さんや自分、同僚がアップセットして起こす不適切な言動を「アップセットしているから仕方ない」と容認しやすくなります。そのことで、アップセットしている人そのものを否定したり、嫌悪する反応を横に置くことができるようになります。

②なぜ、アップセットしているのか原因を探る

　同じ状況でアップセットしても、取り乱す人、怒り出す人、いつもはしない言動をする人、頭が真っ白になって考えられなくなる人など、どのような状態になるのかは、人それぞれです。
　しかし、アップセットが起こる要因は大きく分けて3つです。この要因を知ることで患者さんのアップセットに気づきやすくなり、どのように対処すればいいのかもわかるようになります。
　患者さんのアップセットに気づき、要因をつかめるようになるために、まず自分自身のアップセット状態を思い出してみましょう。以下のアップセットの3つの要因を、ご自身に当てはめながら読み進めてみてください。

a. 予測が外れた
　「こうなるだろう」と思っていたことが裏切られたときのことです。たとえば、信頼している部下に会議の報告書作成を頼んだのに、締切当日に、その部下が作成するのを忘れていることが発覚した……。このようなときに、「あなたに限って、なんで忘れたの!?」とアップセットが起こります。
　医療現場では、想定外の事態が起こることが常なので、あらゆることに対応できるよう心がけられていると思いますが、その想定を超えたことが起こると、アップセット状態になります。
　他には、「別のスタッフが対応してくれるはずだったのに、何もしてくれなかった」「信頼関係が十分できていると思っている患者さんからいきなりクレームを受けた」なども、「予測が外れた」ときの例です。

アップセットの3つの要因

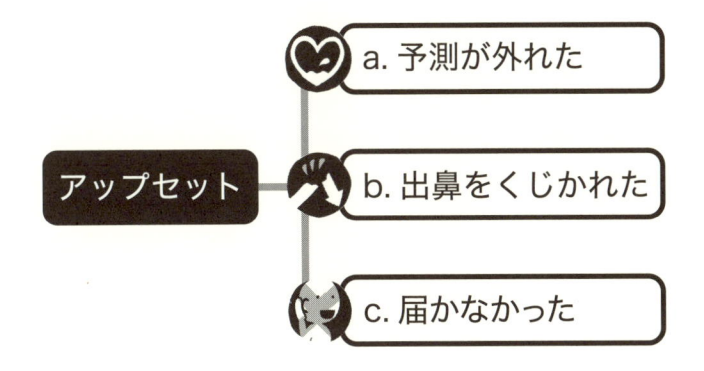

- アップセット
  - a. 予測が外れた
  - b. 出鼻をくじかれた
  - c. 届かなかった

b. 出鼻をくじかれた

　出鼻をくじかれるとは、「よしやるぞ」と思っている最初の段階に、他人の一言やアクシデントで邪魔が入ることです。たとえば、子どもの頃、今日は怒られる前に宿題をやろうと思っていた矢先、母親に「宿題はやったの？」と言われ、「今やろうと思っていたのに」と一気にやる気がなくなり、そのまま宿題をしなくなってしまうというような場合です。

　aのこうなってほしい、こうなるだろうと思っていたことが実現しなかった場合に対して、bの「出鼻をくじかれた」とは、結果は自分の思っている通りになることもあるのですが、はじめに邪魔が入ったことで、それを引きずってしまうケースです。

　医療現場では、オペや処置の準備が整っていなかったときなどに、このようなことが起こりえます。

c. 届かなかった

　みんなが知っていることを自分だけ知らされていなかったり、自

分に伝えられるべきと思っている情報が伝えられていなかったときに、「えっ、聞いてないんだけど！」と感情的になる場合です。

　たとえば、患者さんに対する情報で知らなかったことを聞いたのであれば、「教えてくれてありがとう。では、こうしましょう」と対応を行なうのが適切な行動です。しかし、アップセットすると、「なんで患者さんは私に報告してくれなかったんだ」と、患者さんが自分に話してくれなかったことにこだわり続け、本来取り組むべき検討や対応が遅れてしまいます。

　反対に、謝罪の言葉や、お願いの言葉、質問など、相手に言おうと思っていたのに相手が忙しそう、機嫌が悪い、担当医に会えず代理の先生だった、他に同席者がいて詳しい話ができなかったなどの原因で、言いたいことが言えなかった場合にも、アップセットが起こります。

　以上が、アップセットの3つの要因です。あなた自身がこれまでにアップセットしてきたことをいろいろと思い出されたでしょうか。

　「アップセットって、こういう状態なんだ」と、実感していただくことで、患者さんのアップセット状態も理解できるようになります。

3 アップセットの要因は 1つではない

すべての原因に手を打つ

　患者さんがアップセットしている場合には、複数の要因がからんでいることがほとんどです。どのような感情が重なるのか、事例で考えてみましょう。
　アップセットの状態から冷静になってもらうためには、アップセットの要因のすべてに手を打つ必要があります。目立った要因１つを解消しても、まだ他のアップセットが続いているからです。
　患者さんがアップセットしている場合、どのような要因があるのか探るように普段から意識づけておき、あらゆる要因に気づく力を養いましょう。

> **CASE　アップセットは拡大する**
> 　１歳の子どもがいる専業主婦が、風邪をひいてしまった。子どもを預けて病院に行きたかったが、預け先が見つからず、子どもを連れて内科外来を受診。
> 　院内が混んでいる様子で、待合室ですでに１時間以上待たされている。

- ●「風邪をひいてしまった」という出来事から
  - ・常に、手洗い・うがいや栄養に気をつけているのに風邪をひいた ➡ a. 予測が外れた
  - ・昨日早めに寝て、睡眠時間をたっぷりとったのに風邪をひいた ➡ a. 予測が外れた

- ●子どもを預ける人がなかなか見つからず、あてにしていた母親も電話に出なかった出来事から
  - ・今日は旦那が仕事を休めるのではないかと思ったが、無理だった ➡ a. 予測が外れた 、 b. 出鼻をくじかれた
  - ・いつもお願いする近所のママ友達の都合が悪かった
    ➡ a. 予測が外れた
  - ・実家の母親が電話に出ない
    ➡ a. 予測が外れた 、 b. 出鼻をくじかれた 、 c. 届かなかった

- ●旦那が「俺の弁当は?」と言った
  - ・昔はとても心配してくれたのに、全然心配してくれない
    ➡ a. 予測が外れた 、 c. 届かなかった
  - ・お弁当くらい自分で買ってよと思った ➡ a. 予測が外れた
    c. 届かなかった

- ●早めに病院に行ったのに、待たされている出来事から
  - ・早く行けば待たされないと思ったのに、待っている人がたくさんいた ➡ a. 予測が外れた 、 b. 出鼻をくじかれた
  - ・この時間に到着すればそれほど待たないだろうと思ったのに、想像以上に待っている ➡ b. 出鼻をくじかれた

- ●どのくらい待つのか教えてもらえない出来事から
  - ・他の病院では表示があってどのくらい待つのかわかるのに
    ➡ a. 予測が外れた
  - ・どのくらい待つのか聞きたいけれど、みんな忙しそうだし愛想が悪いから聞きにくい ➡ c. 届かなかった

　この患者さんのケースでは、「ひくと思っていない風邪をひいた」ことからアップセットが始まり、病院に到着する前にすでにアップセットを起こす要因が複数起きています。
　さらに、病院に到着してから診察を受けるまでの間にアップセットの要因がたたみかけるように起こります。

　アップセットは複合して起こり、拡大します。そして普段であればさほど気にならないことでも、アップセットしているときには、気になったり、頭にきてしまいやすくなります。
　患者さんが診察室であなたの前に来たときには、体の痛みやつらさなどの他にも、いくつもの要因が重なって、すでに大きくアップセットしているかもしれないのです。
　なかでも、深刻な告知など、患者さんの生活・人生にかかわるようなときは、アップセットが重なっていることが多いでしょう。あなた自身の対応に、特に問題があったようには思えなくても、すでにアップセットしている患者さんは、あなたの話したことを覚えていなかったり、普通であれば目くじらを立てないようなささいなことで、いきなり怒り出すなどの行動を起こしたりすることがあるのです。

2章●患者さんはアップセットしている

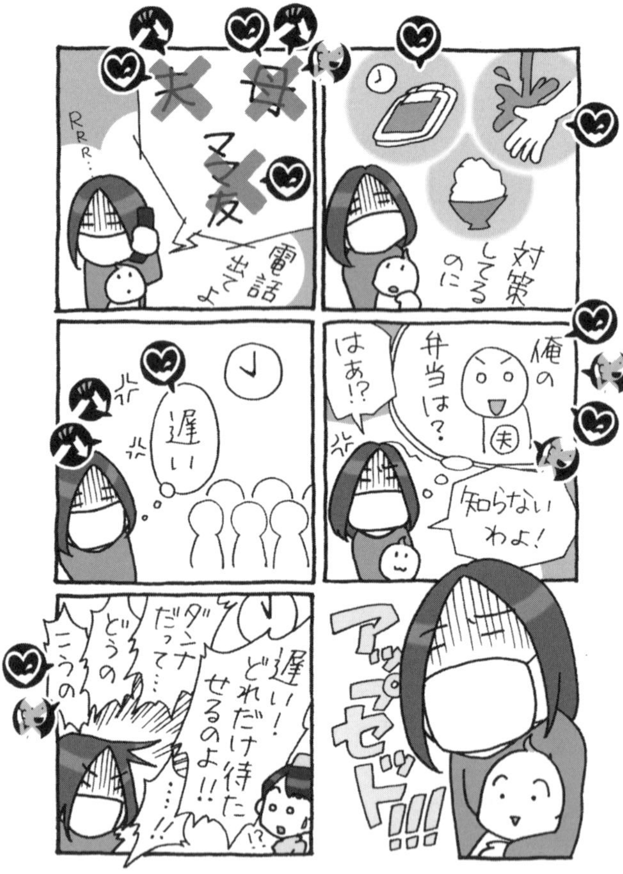

対策してるのに
夫
母
ママ友
RRR…
電話出てよ
俺の弁当は？
はあ!?
知らないわよ！
遅い
アップセット!!!
遅い！どれだけ待たせるのよ!!
ダンナだって…
どうの
こうの
……!!
!?

決めつけないで、探り続けることが大切

　患者さんがアップセットからクリアになる、あるいはアップセットをこれ以上重ねないようにする対策の一つは、アップセットの原因を解決し、理解をいただけるように説明することです。そのためには、患者さんが、何が要因でアップセットしているのかを「医療者側が見極める」必要があります。

　アップセットしている患者さん本人に原因を聞くことは、得策ではないことがほとんどです。感情的になっている患者さんに「今、なぜ感情的になっているんですか？」と質問をすれば、「頭にきて当然だろう！　なんでわからないんだ！」と怒り出したり、あるいは、「どうせ私の気持ちは誰にもわかってもらえない」と泣き出すなど、「医療者には自分のことをわかっていてほしい」という予測が外れたことによるアップセットが追加されるかもしれません。アップセットしている患者さんに直接理由を聞くことは、火に油を注いでしまうことになりかねないのです。

　さらに厄介なのは、同じ状況でも、アップセットするかどうかは患者さん一人ひとり異なる、ということです。

　先ほどの例で見てみると、待合室で1時間待ったとしても、待つだろうと思って来院した場合にはアップセットしないかもしれません。また、次に来院したときには、同じ「1時間待つ」という状況となっても、前回と同様にアップセットするとは限りません。

　前例や経験からくる思い込みでアップセットの要因を決めつけてしまうと、目の前の患者さんは、本当は何にどの程度アップセットしているか見誤ってしまいます。

下図は、患者さんに起こりうるアップセットの要因を場面別にまとめたものです。医療現場では、あらゆることがアップセットの引き金になります。例を参考に、あなたの患者さんはどのようなことが要因でアップセットが起こりやすいのか考えてみてください。

アップセットが起こりうる状況の例

病院（外来受診）へ行くとき	・忙しいときに仕事を休んだ ・職場の人に休みをとることを嫌がられた ・休んだ分の収入（時給や皆勤手当）がなくなる ・病院に行くために子どもを近所の人に預けなくてはいけない ・仕事や家事が思うようにはかどらない ・通院が大変（遠い・不便）
外来で待っているとき	・飛び込みで仕方ないと思っていたが予想以上に待たされる ・予約をしたのに待たされている ・他の人の病気がうつらないか心配 ・大病だったらどうしようと不安になっている ・いつ呼ばれるかわからないから、お手洗いにも行くことができない
医師から病名や症状について告知を受けたとき	・こんなに重い病気だとは思っていなかった ・手術をするのは怖い ・急に入院するのは無理 ・検査結果が出るのが2週間先で不安だけれど、不安だと言うことができなかった

入院中	・手術が無事に終わるか不安 ・食事がおいしくない ・体が思うように動かない ・家族がお見舞いに来ない ・術後の痛みをわかってもらえない ・同室の人との人間関係がよくない
リハビリ中	・こんなに長時間リハビリをするとは思っていなかった ・セラピストが怒るので怖い ・改善の兆候を感じられず、リハビリが役に立っているのかわからない ・担当者によって言うことが違う ・質問できない。つらいと言えない
自分が予期できない状況になったとき	・なぜ自分がこんな目に遭わないといけないのか ・これまでと同じ生活を送ることができない ・仕事・趣味・夢をあきらめなければならない ・家族に負担をかけたくない

④ 患者さんの家族もアップセットする

家族のアップセットは患者さんの治療の妨げになる

　「余命が半年なんて……。お父さんがいなくなったら、私は子どもたちどう生きていけばいいの？」と、患者さんの奥さんが途方に暮れ、その悲しみや不安を患者さん自身にぶつけるといったことは、よくある例です。

　患者さんが回復していくにあたり、家族の存在が大きな助けとなる場合もありますが、治療の妨げや患者さんの精神的な負担になる場合もあります。もちろん、家族も患者さんを困らせようとしてそのようなことを言っているのではありません。

　治療や手術の説明、病気の告知を聴いているとき、患者さんの家族にもアップセットは起こるのです。場合によっては、患者さん本人より家族のほうが感情にとらわれていることもあります。

　特に、患者さんが小児の場合は保護者が、高齢者であれば子どもなど、家族が治療方針を決定する場合があります。子どもであれば、「なぜうちの子が……。代われるものなら代わりたい」と親ゆえのアップセットがあります。高齢者で認知症がある場合、介護疲れなどが家族のアップセットの原因にもなります。

　医療者がどこまで家族の支えとなるかは、状況や職種によって異なると思いますが、患者さんの家族のことを「第二の患者」としてかかわっている現場もあります。

医療者の皆さんからは、家族とのコミュニケーションに悩むケースもよく聞きますが、患者さんの家族もアップセットしているのかもしれないという視点で接することによって、あなたができる対処が見えてきます。

　患者さんに安心して治療を受けていただくためには、家族もアップセットしているかもしれないという前提で、時には家族のアップセットを起こしている原因を取り除いたり、感情をやわらげることで患者さんに適切な治療やケアを提供することができるようになります。

家族に起こりうるアップセットの例

- 家族が病気やけがを負ったことへの驚き
- 大切な家族が大変なことになった悲しみ
- 病気の兆候に気づいてあげられなかった悔しさ
- 「禁煙して」「検査を受けて」「食事に気をつけて」など、普段から自分が注意していたことを聞き入れなかった患者さんへの憤り
- 治療費など経済的な不安
- 子育てや介護中の両親など、他の家族の世話についての心配
- 仕事など自分自身の生活と看病の両立が難しい
- 一生懸命看病しているのに、疎ましがられる。感謝されない
- 本人の意向を聞いていない、知らないことを家族として決断しなければならない不安（救急で意識不明の場合や、認知症など）
- 別居していた親であれば、しっかり介護していなかったことへの後悔

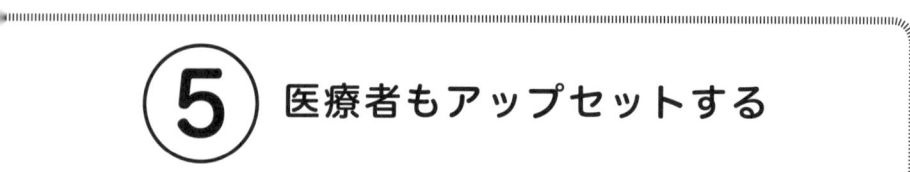

⑤ 医療者もアップセットする

いつもはできることができなくなる

　本章2項でも、あなた自身の体験を振り返っていただきましたが、患者さんやその家族だけでなく、医療者自身もアップセットします。
　医療の現場では、常に適切な判断と行動が求められます。そのためにも、自分や仲間、組織に起こるアップセットの対処法を考えることは重要なことです。アップセット対策は、ヒヤリ・ハット（結果として被害にならなかった人的ミス）の予防、ひいては医療過誤予防にもつながります。

　私は看護学生を指導していますが、学生が初めて注射の実習をするとき、頭が真っ白になり、イメージトレーニングをしてきたことがまったく思い出せなくなった、実習直前に怖くなりトイレで泣いた……などの話を聞きます。皆さんも、学生時代や新人の頃にそのような体験があったのではないでしょうか？　これもアップセットしている状態です。
　医療者は、経験を重ねてあらゆる状況で、冷静に対処対応ができるようになっていきますが、それでもアップセットは起こります。
　たとえば、「いつもは患者さんが診察室に入ってきて話を聞いていると、この患者さんのどこが悪いのか、検査が必要かなど、勘が働くんだ。だけど、看護師と険悪な雰囲気になると、その感覚が一気に鈍っちゃうんだよね……」と話すクリニックの先生がいました。

医療者が現場でアップセットすると、

- いつもは滞りなくできることができなくなる
- 器具や書類を揃えるときに忘れ物をして、一度では用が足りない
- 器具をよく落とす
- 指示されたことや、頼まれたことなどを忘れる
- 勘が鈍る
- 話を聴くことができない、聴いたことを覚えていない
- 余計な一言を言ってしまう
- 冷静に物事を考えられない
- パソコンのタイプミスを繰り返す

などの事態を引き起こします。これまでに、「私としたことが……。いつもはできているのに」と感じたときは、何かにアップセットしていた状態ではなかったでしょうか。

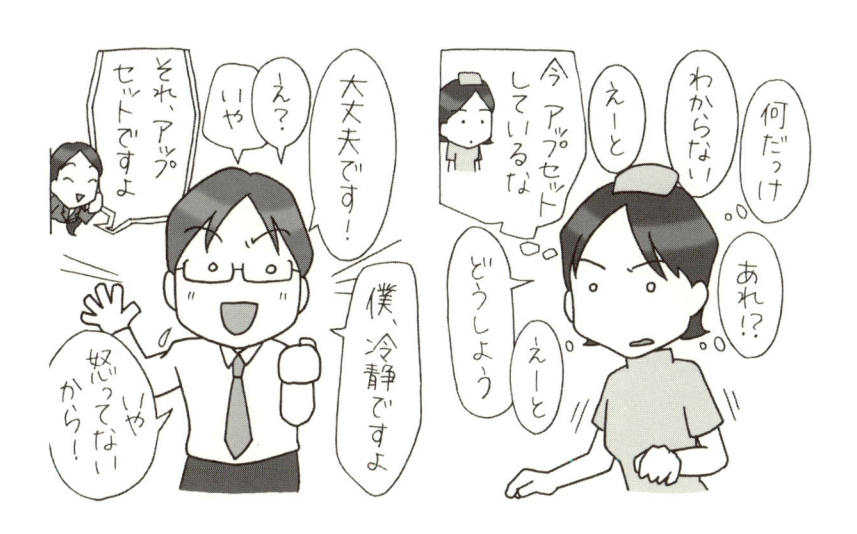

冒頭の例に書いたように、学生や新人が現場に出たばかりのときには、アップセットし続けている状態です。アップセットしている状態では、適切な判断や行動ができません。
　このとき、ミスをした新人に「どうしてできないの？」「なんで覚えていないの？」「この間できたのに」と言うことは、アップセットをさらに助長することにつながります。すると、新人はさらにミスをし続けてしまいます。
　現場でミスを続けているスタッフがいる場合は、あなたや周囲のコミュニケーションがさらなるアップセットの要因となっていないか、振り返ってみることをおすすめします。

アップセットでヒヤリ・ハットは起こる

　アップセットは、誰にでも起こります。怒りや悲しみなど強い感情にとらわれる場合もあれば、落ち込み続けて判断能力が落ちるなど一見静かでわかりにくいアップセットの起こり方もあります。
　アップセットすることでパフォーマンスが低下するということを知っておきましょう。
　「自分は大丈夫」と過信し、自分がアップセットしたときの対策を考えておかなければ、実際にアップセットしている最中にどのように行動すればよいのか思いつくことはほぼできません。

　アップセットが常にある現場は、ヒヤリ・ハットも起こりやすいです。ヒヤリ・ハットが起こった際にアップセットしたままでいることで、事態をさらに悪化させるのです。
　ですから、医療者は、ヒヤリ・ハットや医療過誤の予防のために、

自分のアップセットを扱えるようになる必要があるのです（詳しくは次項）。

アップセットは感染する

　患者さんのアップセットに乗ってしまう、後輩がミスをしたことにアップセットし、患者さんのいる前で怒鳴ってしまう……といった具合に、アップセットは感染します。
　アップセットに巻き込まれないためにも、相手がアップセットしているかもしれないという前提でコミュニケーションする習慣をつけることが大事なのです。

　また、自分自身のアップセットが、患者さんや同僚を巻き込むこともあります。次項でお伝えするステップによって、自分のアップセットに気づき、周囲にアップセットを広げないようにしましょう（6章でお伝えする「クリアリング」も、アップセットに対処する有効な方法です）。

⑥ 自分のアップセットを扱う方法

自分のアップセットを扱えるようになる

医療者がアップセットすると、患者さんに伝染するだけでなく、診断やタイミングを間違える、患者さんから信頼されない、指示が伝わらない、院内の人間関係が悪くなるなど、さまざまな損失があります。

アップセットした場合に、どのように対処をすればよいのか、その流れを見ていきましょう。

自分のアップセットを扱えるようになるためのトレーニング

STEP1
アップセットすると自分はどうなるのかを知る

⬇

STEP2
アップセットの要因を探究する

⬇

STEP3
アップセットしたときの対処法を検討する

STEP1 アップセットすると自分はどうなるのかを知る

　アップセットしている最中に、どのように対応するのかを考え出すことは簡単なことではありません。アップセットしたまま、不適切な判断や行動をし続けないための第一歩は、「自分がアップセットしている」と気づくことです。

　そのために、自分がアップセットするとどのようになるのかを改めて考えてみましょう。「アップセットしている」と気づくことで、アップセットしているときよりも、少し冷静になります。そして、自分がやってしまいがちな行動をし続けないように気をつけるようになります。

CHECK　自分がアップセットするとどのようになりますか？

□ 固まる
　……頭が真っ白になり、何をすればいいのかわからなくなる
□ 何も言えなくなる
　……体が動かなくなる、話を聴けなくなる、目の前にあるものが見えなくなる、処置や準備が滞る、余計な行動をする（何度も行ったり来たりする、いつもはできる処置に時間がかかる、手が震えるなど）
□ 感情的になる
　……怒鳴る、怒る、余計な一言を言う、相手に伝わらない言い方をする
□ 視野が狭くなる
　……周りの状況をつかめない、兆候を見逃す、空気が読めなくなる

> □能力が落ちる
> 　……処置の手際のよさ、洞察力、判断力、感受性が落ちる。現実を正しく認知認識する力が落ちる
> □引きずる
> 　……終わったことをいつまでも引きずり、仕事に影響が出る
> □調子に乗ってしまう
> 　……自分の能力を過信する

STEP2　アップセットの原因を探究する

　自分がどんな要因でアップセットし、どのような不適切な言動をするのかを探ることで、その対応策が見えてきます。
　たとえば、「もう、何やってるんだ！」と、強い口調で注意をされアップセットしたときに、あなたは一体何にアップセットし、どのような不適切な言動をする可能性があるでしょうか？

STEP3　アップセットしたときの対処法を検討しておく

　アップセットした際にも、不適切な言動を避け、適切な言動ができるようにするためには、何ができうるか検討しておきましょう。
　目の前に患者さんがいるかどうかなど、アップセットしたときの状況で打てる手、打てない手があります。また、人によってどのような対処が効果的であるかも異なります。
　自分自身がアップセットしたときにどのようになるのかは、自分でよくわかっていると思いますが、同僚や周りの人にインタビューすることも役に立つでしょう。

CASE 患者さんのいる前で「もう、何やってるの！」と、先輩から強い口調で注意をされ、アップセットした場合

●いつもは温和な先輩がいきなり怒鳴ったので驚いた
STEP1 固まる、視野が狭くなる
STEP2 [a. 予測が外れた] …こんなに強く注意されると思わなかった
[c. 届かなかった] …相談しようと思っていたのに、先輩が忙しそうで相談できないでいたら、突然注意された
STEP3 深呼吸する、一度席を外すなど

●自分がミスしていると思っていなかった
STEP1 そんなことはないと思いますと、事実を確認する前に言い返してしまう
STEP2 [a. 予測が外れた] …自分では問題ないと思っていた
STEP3 反応的に言い返してしまう自分なので、言葉を言う前に飲み込むようにする。ミスをしたことに対してまず何をすべきか考えるようにする

●周りから使えない人と思われたくない
STEP1 「ごめんなさい。次から気をつけます」ととりあえず言う。問題に対処したり、今後何に気をつけるかを考えず、相手に悪く思われないようにその場を取り繕う。次にミスをしたときに隠すようになる
STEP2 [a. 予測が外れた] …仕事ができるしっかりとした人と周りから思われていたい
STEP3 謝罪をした後に、ミスを繰り返さないために気持ちを整理し、どうするか考える

●患者さんの前で怒られたことが恥ずかしい
STEP1 患者さんのところへ行けなくなる。指示ができなくなる
STEP2 (a. 予測が外れた) …患者さんから頼られたい
(b. 出鼻をくじかれた) …患者さんに対応し始めで注意されてしまったので、その後のコミュニケーションがぎこちなくなってしまう
STEP3 気持ちを切り替え、プロの医療者として患者さんと接する

●正当な理由があるのに、それを聴かずにいきなり怒鳴られた
STEP1 怒鳴った人を批判する
STEP2 (a. 予測が外れた) …正当な理由があることをわかってもらえなかった
(b. 出鼻をくじかれた) …いきなり怒鳴られ、その後適切な対応ができなかった
(c. 届かなかった) …正当な理由を言う間がなかった。聴く耳を持ってもらえなさそうな様子だった
STEP3 怒鳴った人が落ち着いてから、言い訳ではなく相手に現実を伝える

　自分のパターンを知り、不適切な行動や言葉が出るのであれば、一呼吸置くなどの対策を考えておき、常に自分をコントロールできるようにしましょう。

自分のアップセットに対処することで得られるもの

　自分のアップセットを扱えるようになることで、得られる効用は大きなものです。

　私の指導先では、看護師で新人時代に「ドジだ」と言われていた人が、結果的には同期で一番仕事ができるような人財になったことがありました。アップセット体験を通じて、自分のアップセットの傾向や状態をつかみ、アップセットしたときに適切な行動をするためにはどうすればいいか、試行錯誤する機会が数多くあったことで、対応力や判断力、精神力が磨かれたのです。

　彼女は、自分自身の体験から、後輩や部下がアップセットすることに許容があり、上手に指導もできるようです。

　また、アップセットについて他人と話し合うことでさらに知見が深まります。

　職場の研修やミーティングにおいて、アップセットについて話すことには、コミュニケーション上たくさんの効果があります。

・知識や技術などの専門的な話でないために、職種や経験の差に関係なくあらゆる人が一緒に話すことができる
・仲間の体験を聞くことで、自分1人の体験よりも多くのケースを知ることができる
・他人の話は客観的に聞くことができ、いろいろな気づきを得ることができる
・自分だけが大変なのではないということ、同僚も同じように悩んでいることを知ることができる
・仲間をより理解することができる。仲間意識が生まれる

次ページは、現場で起こりうるアップセットの例です。自分であればアップセットするだろうか？　もし、アップセットした場合にはどんな不適切な言動をしてしまうだろうか？　などを検討してみてください。

　事前に検討しておくと、実際に自分がアップセットしたときに「あ、アップセットしているかも」と気づく確率が上がります。すると、ただ気づくだけでも冷静になり、適切な言動ができるようになる場合があります。

　また、同じ現場のメンバーで話し合う際にも、この項目をもとに、他にどのようなアップセットがあるのか話し合いましょう。
　同僚がどのようなときにアップセットし、どんな不適切な言動をするのかを知っておくことや、当事者である本人はそのことについてどう考えているのかを知ることは、同僚がアップセットした場合のチームでのフォローや対処の方法に結びつきます。

医院内で起こりうるアップセットの例

業務中	・否定・評価される、指摘される、怒られる ・理不尽なことで怒られる ・一度に複数の指示を出される ・想定外のことが起こる ・しっかり準備をしていた処置や手術が中止になった ・やるべきことが行なわれていない ・処置がうまくいかない ・苦手な仕事をしなければならない ・患者さんの数が多い ・急にスタッフが休んで人手不足
対患者さん	・指示を守らない ・反抗してくる ・無理難題を言う ・怒った、泣いた、機嫌が悪い ・返事をしない ・落ち込んでいる ・わからない質問をされた
対スタッフ	・申し送りがきちんとされていなかった ・仕事をお願いしにくい ・人間関係がうまくいっていない

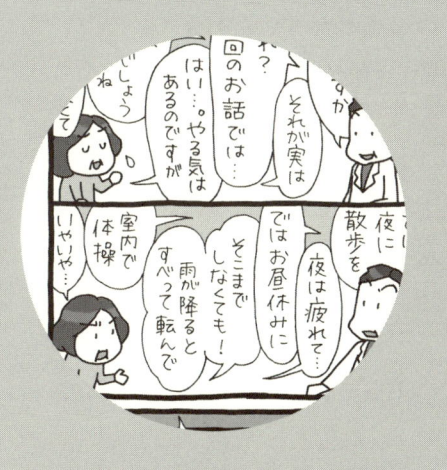

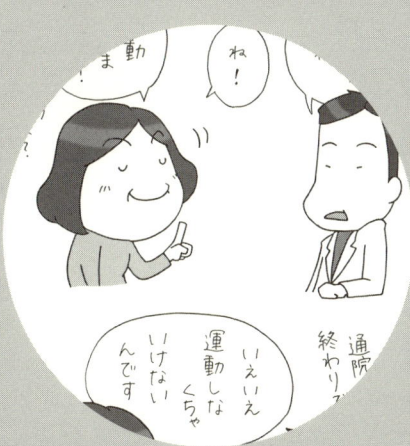

3章

「ああ言えばこう言う」状態の患者さんへの対応法

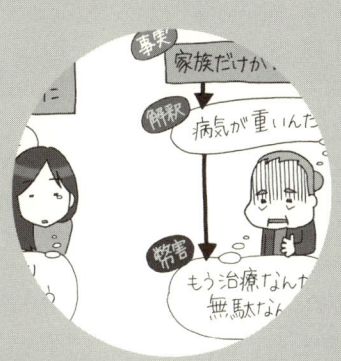

1 いつまでも、らちが明かない「ああ言えばこう言う」会話

治したいの？ 治したくないの？

　医療現場で、皆さんの悩みの種になっているのは、実際に言葉を交わしてやり取りをしたけれども、いつまでたっても患者さんが指示を守らなかったり、行動しないので、治療の効果が出ないということです。
　「よくなりたい」「病気を治したい」と思っているはずの患者さんが、「でも……」「やっぱり……」などと言って行動しない。それに対して、説得したり、励ましたりしても言い返されてしまい、結果につながらない――。そのようなとき、患者さんに何が起こっているのでしょうか？
　3章では、話しても話しても結果の出ないコミュニケーションについて見ていきます。

結果が出ないとはどういうことか

　医療者は、服薬、定期的な通院、運動、睡眠、禁煙、節酒、食事制限、栄養バランスに気を配るなど、疾患の改善や現状維持、予防を目的として、患者さんのために指導をします。
　ところが、心をこめ、時間をかけて話したけれど、結局患者さんが結論を出さない。「はい、やります」と言わない。「はい、やりま

す」と言ったが、実際は取り組まない。何回話してもらちが明かない。行動や考え方が変わらない。以前より症状が悪くなっていることを本人も実感しているのに変わらない……。

一所懸命に患者さんと話しているのに、結果につながらないと、どっと疲れが出てしまいます。また、自分にはコミュニケーション力がないのでは、と疑問に思ったり、自分がやっていることは意味があるのだろうかと落ち込んだりします。

患者さんが行動しないとき、「患者さんが悪い」と患者さんのせいにしたり、「あの人は何を言っても無駄だから」とあきらめてしまいがちです。しかし、これは患者さんが悪いのではなく、人には自然と自分の行動を止める会話に陥ってしまう仕組みがあるのです。

「ああ言えばこう言う」会話はこうして起こる

以下は、糖尿病などの慢性疾患の悪化を予防し、症状を改善するために、毎日運動をするよう指導している主治医と患者さんの会話です。

この患者さんは運動をする必要性を理解し、「毎日散歩します」と毎回言うのですが、実際は散歩をする習慣が定着していません。

CASE
Dr.「○○さん、散歩はいかがですか？」
患　「それが、実は……」
Dr.「あれ？　前回、『散歩は大切ですよね。雨の日以外はします』っておっしゃっていましたよね」

患 「はい。確かに前回、「やります」って言いました。やる気はあるんですよ」
Dr.「では、なんで運動しないのでしょうか。散歩ならできるとおっしゃっていましたよね」
患 「朝なかなか起きられなくて」
Dr.「では、夜に散歩されることにしたら？」
患 「いや、夜は仕事で疲れてますし、体力も落ちているので散歩をする気にならないんですよ」
Dr.「では、やっぱり朝の散歩か、お昼休みはいかがですか？」
患 「いや、日中は仕事に集中したいですし。そこまでしなくても……」
Dr.「でも、○○さんの現状を考えると、健康のためにはしなければいけないですよね」
患 「はい……。でも、雨が降るとね。すべって転んでもいけないですし」
Dr.「前に紹介しましたが、雨の日は室内でできる体操、あれをやったらどうでしょう？」
患 「いや、ただね、公園の景色を見ながら歩いたほうが気分転換にもなりますし、雨で濡れている緑もきれいなんですよね。家で体操じゃ味気なくて」
Dr.「それなら、雨が降っていても散歩のほうが○○さんにとってはいいのでしょうか」
患 「うーん、ウォーキングにちょうどいい公園までは少し遠くて、そこに行くだけで疲れちゃうんですよね。公園に着いたら、すぐ家に引き返してきて。すると、むなしくなっちゃうんですよね」

> **POINT**
> 　人間は、問題を人に解かれるとかえって複雑にしたり、問題を増やしたり、解く気がなくなってしまい、「そうなんですけど……」と言いながら、そのアイデアを否定してしまいがちです。

患「それから先生、靴が歩きにくいんです」
Dr.「履きなれた靴もお持ちですよね？」
患「一番歩きやすいスニーカーは旅行とかお出かけ用なんです。毎日のお散歩に使ったら傷んじゃいます」
Dr.「持病が進むよりは、その靴を履いてお散歩して健康になったほうがよっぽどいいと思いませんか？　浮いた治療費でスニーカーが買えますよ。通院の手間もかからなくなりますし」
患「あと、ご近所さんに見られて恥ずかしいんです」
Dr.「ご近所さんに見られたくないんですか。では、道順を変えたらいかがですか？」
患「いえ、陰口を言われるわけではないですし、お散歩するといろんな方とご挨拶できて楽しいんですけどね」

> **POINT**
> 　こうした会話はいつまでも終わることがありません。こちらが言ったことに「ああ言えばこう言う」状態で、いくらでも出てきます。話せば話すほど、問題や課題が出てきますが、本当に行動することを止めているわけではない理由までも出てきています。まるで自分で墓穴を掘っているようです。

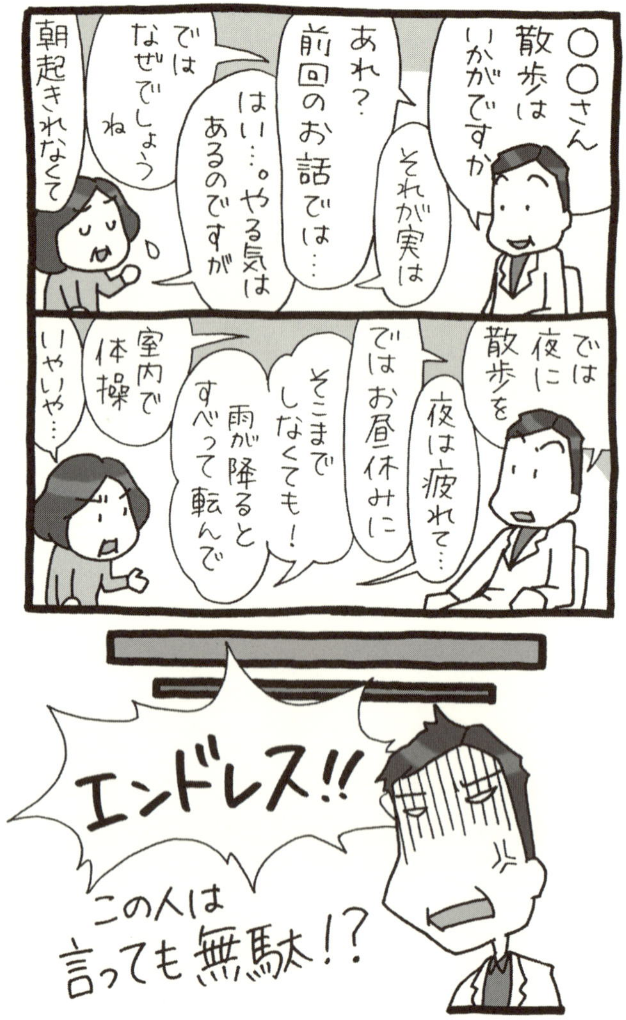
〇〇さん 散歩は いかがですか
それが実は
あれ？ 前回のお話では…
はい…。やる気は あるのですが
では なぜでしょうね
朝起きれなくて
では 夜に 散歩を
夜は疲れて…
では お昼休みに
そこまで しなくても！
雨が降ると すべって転んで
室内で 体操
いやいや…
エンドレス!!
この人は 言っても無駄!?

（ひとしきり話をした後で）

Dr.「確かに毎日運動することは難しそうですね」
患「そう！そうなんです!!（やっと先生わかってくれましたかと〝我が意を得たり〟の表情）」

> POINT
> ここで、普段現場ではなかなか言わないような会話の展開にしてみると、話の展開が切り替わります。

Dr.「そうですか。この3カ月いらっしゃるたびに、運動するようにお話ししましたが、○○さんができそうと言われた散歩も難しいということですね。毎回お説教するのもお互いに気分がよくないですし、もう言わないことにします。まあ、調子が悪くなったら、またいらしてください」
患「そうはいきません。先生お願いです。私を見放さないでください。できれば薬は飲みたくないですし、医療費もかかるので、運動をすることは経済的にも、健康のためにも一石二鳥なんです。いつまでも元気でいて孫が大きくなるのを見届けたいですし、子どもたちは共働きで忙しいので、孫の面倒をみたいですから」

> POINT
> ここで面白いのは、「運動できない」と話しているときには、子どものへりくつのような理由でつじつまが合わな

3章●「ああ言えばこう言う」状態の患者さんへの対応法　75

かったり、面倒だと言ったりして、話に筋が通っていませんでした。しかし、「運動をするのをやめましょう」と医師が言った後は、「自分はなぜ運動をするべきなのか」「運動をして健康になることが自分にはどれだけの価値があることか」を話し始め、しっかり筋が通っています。まるで別人が話しているようです。

Dr.「そうですか。では、本当は運動して元気に過ごされたいんですね」
患「もちろんです、先生！（背筋を伸ばして答える）」

> POINT
>
> 　患者さんがこのように「もちろんです。やります」と言ったので安心して診察を終わりにしたのに、次の面談日に話すと、「今回もやってなかった……」とがっかりすることがあると思います。
> 　ここで念押しのように患者さんに確認をすると、どのような反応が返ってくるでしょうか？

Dr.「では、これから毎日運動されますか？」
患「えぇ、したいと思います」
Dr.「運動したいお気持ちはわかっています。で、運動されますか？」
患「運動できればいいと思います。運動する方向で、検討します」

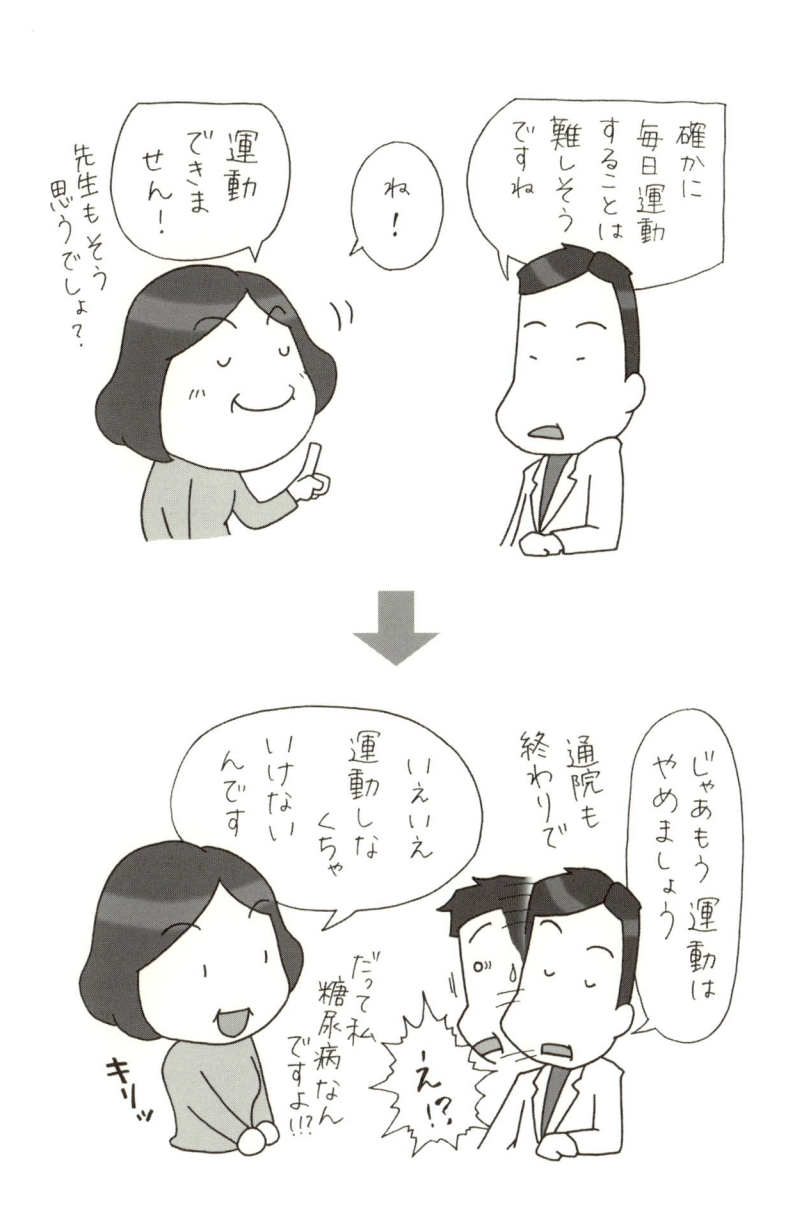

3章● 「ああ言えばこう言う」状態の患者さんへの対応法

Dr.「曖昧なお返事ですが、今回こそ本当に運動されますか？
患「しますよ。運動すればいいんでしょ！」

> **POINT**
>
> 　通常「運動しますか？」の返答は、「はい、します」か「いいえ、しません」のイエスかノーの２通りです。しかし、この例のように「ああ言えばこう言う」状態のとき、人は「はい、運動します」と言い切りません。どこかに余地を残します。
>
> 　これは、患者さんが意地っぱりというわけではありません。意地で「絶対にやらない」と決めているのであれは「やりません」と言い続けます。しかし、この会話の場合は「運動しなくていいですよ」と言うと、「いいえ、運動は必要だと思います」などと、意見がコロコロ変わっています。
>
> 　例にあげている会話とは違うパターンでは、「はい、運動します」と先生の前では答えるけれど、結局はまったく運動をしない患者さんもいます。これは先生の前で物わかりのいい患者でいるためです。また自分が責められる会話を早くを終わらせるために、とりあえず「いいお返事」をしているに過ぎないのかもしれません。

「ああ言えばこう言う」状態はアップセットしているから

　「ああ言えばこう言う」状態は、患者さんが行動していない自分

を守ろうとして引き起こされます。

　たとえば、「なんで散歩しないんですか？」という質問は、質問する側としては、散歩ができない理由を聞くことで対応策を考えようとしているのかもしれません。しかし、質問された側は「行動していない自分」を責められたと感じ、「今の行動していない自分＝自分の存在」を守る姿勢になります。

　このとき、質問する側に、「この患者さんはやる気がないんだ」などと相手を責める気持ちがあると、患者さんはあなたのその気持ちを敏感に感じ取り、余計に自分を守ることに必死になります。

　自分を守るために必死になることで、「ああ言えばこう言う」状態が引き起こされてしまうのです。

　これは、まさに患者さんがアップセットに陥っている状態です。

　アップセット状態の患者さんは、あなたの話をしっかりと聴けない状態であることを、まずは理解しましょう。本当は自分自身も行動したほうがいいと思っていることでも、意識が飛んでしまっている状態です。

　CASEの会話の中のPOINTでもお伝えしましたが、「なぜやらないのか」という質問や、「こうすればいいのに」というアドバイスに対して返ってくる答えは、子どものようなつじつまの合わないものです。実際に「ああ言えばこう言う」状態の人が話す言葉を書き起こしてみると、3・4歳児レベルの文章になってしまいます。

　さらに、はじめは問題になっていなかったことをどんどん持ち出し、さも難問であるかのように相手を、そして自分をも説得し始めます。

　ですから、会話をすればするほど、行動することを決断しない状態を維持し続けるのです。医療者としては、まずはこの会話を中断し、患者さんのアップセットに対処することが必要です。

② 「ああ言えばこう言う」状態に巻き込まれてはいけない

医療者も「ああ言えばこう言う」状態になることも

　患者さんが「ああ言えばこう言う」状態にあるときに、説得をして患者さんに行動してもらおうとすると、医療者も一緒になって「ああ言えばこう言う」状態に陥ります。

　自分の提案を患者さんに次から次につぶされると、よくなってもらいたい、行動してもらいたいという思いから、さらに、これでもかと提案するようになるケースです。

　時には、「このままでは大変なことになりますよ」「後悔しますよ」などの脅しも入れて、いかに患者さんを納得させるかに集中したり、正論を言うことで患者さんを追い詰めるなどの事態に陥ってしまいます。

　「ああ言えばこう言う」状態に巻き込まれると、患者さんの行動を促すどころか、結果につながらない会話を一緒に続けてしまうのです。

　患者さんに結果を出していただくため、チーム医療を円滑に進めるためには、あなた自身が「ああ言えばこう言う」状態になりそうになったときに、できるだけ早く気づいて、その会話をやめられることが重要です。次項で「ああ言えばこう言う」会話のメカニズムを見ていきましょう。

次ページは、「ああ言えばこう言う」状態に早く気づくための
チェックリストです。次のようなポイントで「ああ言えばこう言う」
状態を観察することで、患者さんが「ああ言えばこう言う」状態に
なっているかどうかを判断したり、自分がこの状態に陥った瞬間に
気づくための感性が高くなります。

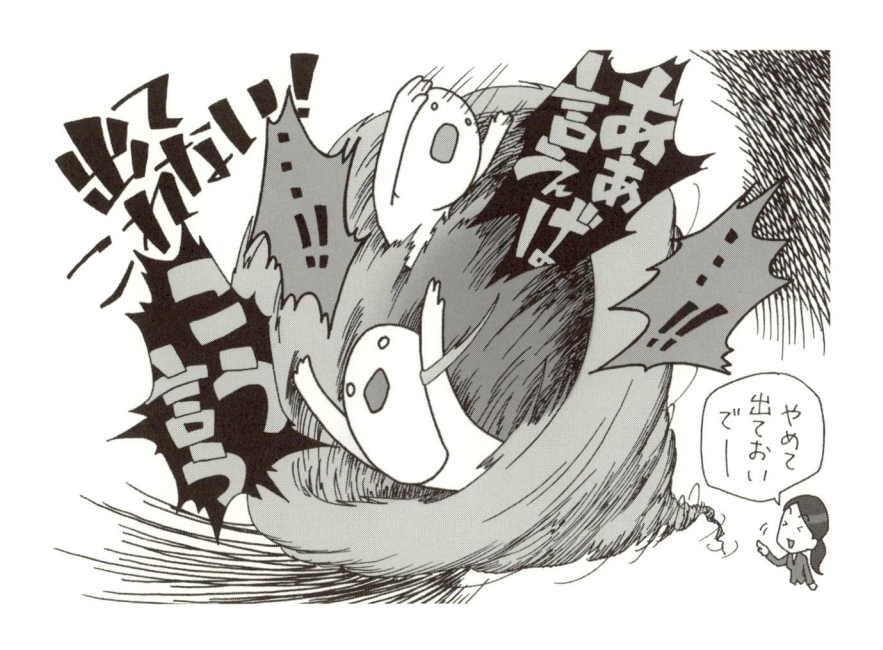

> (POINT)「ああ言えばこう言う」状態になっていることにすぐ気づくための観察ポイント
>
> □あなたとコミュニケーションする前からその状態だったのか？
> □どのようなタイミング（一言やきっかけ）でその状態になったのか？
> □患者さんの「ああ言えばこう言う」状態に、つい乗ってしまうのはどのようなときか？
> □あなた自身が「ああ言えばこう言う」状態になるのはどのようなときか？
> □同僚が「ああ言えばこう言う」状態になるのは、あるいは同僚が患者さんを「ああ言えばこう言う」状態に陥れてしまっているのはどんなときか？

3 「ああ言えばこう言う」状態を分析してみる

「ああ言えばこう言う」状態の会話が生む損失

　3章1項で例にあげたような会話は、診察室以外でも、日常的に起こっていることです。
　夏休みの宿題をなかなかやらない小学生、お嫁さんへの嫌味を言うことをやめられないお姑さんなど、あなたもすぐにイメージできるのではないでしょうか。
　この「ああ言えばこう言う」会話は、何分続けても、患者さんが実際に行動をし始めることにはつながりません。そればかりでなく、この会話が患者さんの行動を止めたり、できない理由（＝言い訳）を増やすことになり、「自分はできない人間だ」「（これだけの理由があるのだから）やめられない」と自分に刷り込んでしまうことにもなります。
　つまり、話せば話すほど行動することが面倒になったり、難しく思えたりしてきて、行動しなくなるのです。

　さらに、「あの人は口うるさいから……」とあなたに心を開かなくなったり、行動していない自分を取り繕うために、実際は散歩をしていないのに「毎日散歩しています！」と本当のことを言わなくなることもあります。
　これが運動ではなく「服薬」であれば、本当は薬を飲んでいないのに「飲んでいます」と患者さんが言うので、実際には服薬してい

ない事実をつかんで対応することができなくなります。

「ああ言えばこう言う」会話は、そもそも始らないように注意すること、そして、始まってしまったら、そのことに少しでも早く気づくことが大事です。

「気づき」力を上げるために、「ああ言えばこう言う状態」の会話には、どのようなパターンがあるのかを見ていきましょう。

正当化と悪化：○○のせいで自分はできないのは当たり前

「家内が一緒に散歩すると言ったのですが、朝起きてこなくて散歩できなかったんです」

これは、「私ができないのには正当な理由がある」「できないのは私のせいじゃない」と、行動していないことを正当化するパターンです。

行動できていないことを正当化するために、これが悪いから行動できないんだと何かを「悪化」します。

悪化をする対象は、①**他人**、②**環境**、③**自分**の3種類です。

①**他人**

先生が、家族が、上司が、部下が……。他人を悪化するタイプです。

冒頭の例では、「奥さんが起きなかった」と他人を悪化しています。

②**環境**

時間が、お金が、仕事が、景気が……。周りの環境を悪化します。

「天気が思わしくなくて」「仕事が忙しく残業が多くて」などと悪化して、自分ができないことを正当化します。

③自分

自分の性質を悪化します。

「私は何をやっても三日坊主なので」「優柔不断なので」「気が弱くて」など、など、行動しないことを自分の性質のせいにするタイプです。

③の自分を悪化するパターンは、「自分が悪い」と言っているので、自覚をして反省しているようにも見えますが、実は、この自分を悪化するパターンが一番厄介です。

このように主張する人が「今日から三日坊主やめます」「気が弱いけど、上司に話してみます」と自分の性質を変えて行動することはほぼありません。周りの人は「本人もああ言っているから」とそれ以上強く言えなくなりますし、言わなくなります。周りの人、さらには自分自身にも「自分はこういう性格で、行動できないのは仕方ないの(だから責めないで)」と根回しをしているようなものです。

このセリフを普段から言い続けていると、周りの人が何も言わなくなり、「あなたは気が弱いから仕方ないよね」と許してくれるようになります。その結果、行動しない自分でい続けることになるのです。

> **POINT**
>
> 医療者は患者さんが健康へ向かわれるようにサポートする仕事です。「私、○○なので」という発言を聞くと、自分を悪化する「ああ言えばこう言う」状態である場合、患者さんは反省をしているようですが、結局は行動をしないままかもしれません。「ああ言えばこう言う」状態に陥っていないか要注意です。

自己弁護と他を否定：出てきたアイデアは否定しまくる

「こうやったらいいじゃないですか」と言われたときに、「いや、それは昔やったことがあるんです」「2週間のうち2日は散歩したんですよ……」など、やってないわけではないけれど、うまくいかないと自分を弁護するパターンです。

これは医療者の提案を、「昔やってみた」「続かなかった」「だから、あなたの意見はボツ」とつぶしている状態です。

このときは、"ちょっとはやってみたけどダメな自分"を守るために必死になっているので、出された提案を「あ、それは難しいですね」「それも無理です」と、どこがダメかをひねり出してでも、片っ端から否定し続けます。「やってみようかな」「できるかな」と検討する状態ではありません。実際にうまくいきそうな提案も、否定するところから患者さんは話を聴き、なんとしてでも却下しようとします。

POINT

患者さんが自己管理や運動ができるように、医学的な知識やこれまでの患者さんの体験談を総動員して、「では、こうしたらどうですか？ それが無理なら、こんな方法もありますよ」と、患者さんにぴったりなアイデアを伝えるために、日々、引き出しを増やす努力されていることと思います。

しかし、「自己弁護／他を否定」状態の患者さんは、どんなよいアイデアも「その提案はボツ。自分はやらない」とボツにしてしまいます。そして、一度「ボツ」にしたアイデアは、冷静なときに伝えれば取り入れられたかもしれないもの

であっても、改めて採用されることはありません。
　相手が他のアイデアを否定するモードのときに、あれこれと提案をすることは、かえって患者さんの可能性を狭めることになります。

強烈に他を否定：ありえない例外を持ち出す

　患者さんは、あなたが医療の専門知識を持ち出して説得し始めると否定しきれなくなります。そうすると、時にはありえない例外を持ち出してでもアイデアを否定しようとします。
　小学生の例でいうと、「明日の遠足、寝坊したくないならお母さんに起こしてもらうように頼みなよ」と言われたら、「そうだね。お母さんに起こしてもらうように頼もう」と言って行動すれば、結果が出ます。
　しかし、「明日の朝お母さんに起こしてもらったら」「でも、お母さんが死んじゃったらできないじゃん」とありえない例外を持ち出し始め、提案を採用しないのです。
　患者さんであれば、「先生、そう言っても、散歩をしても病気がよくならない人もいますよね。散歩中に事故にあったら元も子もありませんし」などの極めてまれな例外を言い始めます。

> **POINT**
> 　指導の効果を上げるために、医療の知識や情報で患者さんを説得するときには、患者さんの様子を観察して、「いつ言うか」を検討することです。「他を否定」状態のときに言う

> と、無理矢理否定をするために、「そもそもあなた（この病院）は信じられない」などと言い始め、アップセットが続き、クレーマー状態になることもあります。
> 　また、「ああ言えばこう言う」状態の会話に患者さんを入れないようにすることも大切です。

勝つと負けない：相手に勝ちたい、最悪でも負けないようにする

　「朝起きるのも試しました。お昼は仕事で無理です。夜は疲れているからできない。もう、私が散歩するのは無理なんですよ。仕方ないんですよ！」などと、患者さんがあなたを言い負かすように話してくるケースです。

　議論をしているうちに、「散歩する」という結果のためではなく、行動していない自分に散歩をさせようとする相手にとにかく勝つ、相手を言い負かすことが至上命題になるパターンです。

　相手を言い負かせば、それ以上行動していない自分を追及されずにすみます。もともとは本人も「健康のために散歩をしよう」と思っていたはずなのに、「散歩をできるように」と話している相手が"負かすべき敵"となってしまうのです。

　そして、とても残念なことに、患者さんはこの勝負に勝ち、散歩できないことが確定すると、「行動しない＝結果が出ない」ことが決まってしまいます。目先の勝ち負けに夢中になるあまり、自分のほしい結果とまったく逆の結果につながる会話を必死に続けているのです。

　一方、相手が医療者だ、口がたつ、年長であるなどの関係性から、

「この人には勝てないな」「勝ってしまったらマズイな」と感じた場合には、相手に勝とうとはしませんが、「負けない」ようにします。
　負けないコミュニケーションのよくあるパターンは黙りこくる、「ところで、先生は散歩されているんですか？」などと話を変える、「人ってそんなに意思強くないですよね」と一般論にすり替える、などの行動に出たりします。

> **POINT**
>
> 　患者さんがあなたに勝とうとしてきたときに、あなたもその雰囲気に飲み込まれ、「自分も負けるものか」と思わずむきになってしまうことはないでしょうか。
>
> 　また、患者さんの「負けない」ための発言に対して、一つひとつ一所懸命に答えて、「ああ言えばこう言う」状態が続き、結果の出ないコミュニケーションにはまってしまうことはないでしょうか。
>
> 　患者さんの言葉にそのまま答えるのではなく、患者さんが「ああ言えばこう言う」状態に陥っていないかを感じ取ることが大切です。

支配と脱支配：決めないようにする

患者さんが「俺の体なんだから、命令しないでほしい」と威圧的な態度をとり、相手に何も言わせないようにしたり、「俺を誰と思っているんだ」などと言って、最終的に自分が行動していないことを責められないように、話の流れを支配しようとするパターンです。

「先生もお忙しいでしょうから、こんな話で時間を使わせてしまっては申し訳ない」などと相手を気遣っているふりをして、話の本題をずらし、自分が行動する方向に話が進まないようにする「脱支配」のパターンもあります。

この会話をしているときに「やります」という言葉が出てきたとしても、それはこの会話から逃れる、脱支配のための「やります」です。

「はい、はい。明日からやります。もうなんだったら朝晩2回散歩しちゃいますよ」などと言って、実際は行動しないパターンに出会ったことはないでしょうか。

> **POINT**
>
> あなたとの会話で患者さんが「やります」と言ったとき、実際に行動をする「やります」なのか、脱支配の「やります」なのか見極めることが大事です。

④ 「ああ言えばこう言う」状態のままでは命が失われることも

こんな人の相手は私には無理！

　先ほど、「ああ言えばこう言う」会話は、ヒヤリ・ハットや医療過誤にもつながりかねないとお伝えました。ここでは、実際に保健センターであった実例をもとに、医療者が「ああ言えばこう言う」状態のコミュニケーションを知らないと、患者さんの命にかかわる危険があるということを見ていきましょう。

　保健センターでの1歳半の歯科検診で、体重がかなり少なく、萌えた乳歯が虫歯でほとんど溶けてしまっている女児がいました。保健センターの歯科医師は、父親に近隣の小児歯科医院を紹介したのですが、通院してこないと小児歯科医院から連絡がきました。
　半年が経ち、2歳検診に来ましたが、女児に歯科治療の形跡はありません。再び通院を促しますが、やはり通院しません。そこで父親がいる日に家庭訪問をすることになりました。
　そのときの父親と歯科医師の会話の一部です。

CASE

歯科医師「この虫歯の状態では、○○ちゃんはかなり痛みを感じていると思います」

> 父「はぁ」
> 歯科医師「乳歯は生え変わるといっても、奥歯はあと8年くらいは使うんです」
> 父「はぁ」
> 歯科医師「ご飯をしっかり嚙めないので、栄養もしっかりとれなくなってしまうんです」
> 父「はぁ」
> 歯科医師「治療費のことなんですが、この地域は小学生まで医療費が無料ですから、ご心配はいりません」
> 父「えっ！ 〇〇ちゃん、医療費がタダなんだって〜。じゃあ、整形代もタダだな。〇〇ちゃんのお顔もタダで治してもらいましょうか」
> 歯科医師「……（絶句）」

　このような会話で、「美容整形は保険診療対象外です」と真面目に説明をすればいい状況ではないことは、皆さんも察しがつくかと思います。
　歯科医師はこのお父さんの発言を聞いて、「もう万策が尽きた。このお父さんに対して私はもう何もできない……」と悩まれていました。
　確かに、2歳の女の子に美容整形をしようと言うのは尋常ではありません。そのようなことを言い出す父親の人格を疑って、もう対応しきれないと投げ出したくなるかもしれません。しかし、ここで医療者が投げ出してしまうと、その子の命にかかわります。

　この父親のありえない発言は「ああ言えばこう言う」状態が言わせたものかもしれません。

父親がわけのわからないことを言うのは、「ああ言えばこう言う状態」の「ありえない例外を持ち出す」パターンだとして見ると、父親に「こんな小さい子に整形手術なんて何を考えているんですか」と答えるなど、発言のおかしな点を一つひとつ訂正していくことは、「ああ言えばこう言う」状態をエスカレートさせるだけだということがわかるでしょう。
　すると、こんなおかしなことを言われたら「もう自分には打つ手がない」ではなく、「まずはこの会話をやめるためのコミュニケーションをしていけばよい」という指針が見えてきます。

　医療現場では、「患者さんは健康になるべき」「患者さんに納得してもらうことが大切」「医学的なことも、わかりやすく伝えればわかってもらえる」という価値観から、患者さんを追い詰めてしまう場合があります。
　「ああ言えばこう言う」状態になっている患者さんに、説得を行なえば、ますます患者さんがつじつまの合わないことを言い出しかねません。
　CASEの女児は、実はお菓子しか与えられず、ネグレクト（育児放棄）されている状況でした。「ああ言えばこう言う」状態のコミュニケーションがあること、そして、そこからどのように適切な方向に会話を持っていけばいいのかを知っておくことで、救うことのできる、心、健康、命があるのです。

⑤ 患者さんを説得しても伝わらない

なんで患者さんはそう思ってしまうのか？

「ああ言えばこう言う」状態の他にも、患者さんの行動を止めてしまう状態があります。それは、「思い込み」の状態です。

患者さんと話していると、「誰もそんなこと言っていないのに、どうしてそんな心配をするんだろう？」と感じることがあります。そして、そのことを伝えても、「でも……」と患者さんの心配はなくなりません。その仕組みについて見ていきましょう。

いつも優しい先生が、その日たまたま疲れていて、いつもより言葉数が少ないとき、診察を受けた患者さんは「先生の気のさわるようなことを言ってしまったかしら？」と自分が悪かったように気にしてしまう方がいます。

その他にも、いつもは笑顔な先生が、今日は笑顔もなく目を合わせなかった。セカンドオピニオンについて、はじめは反対しているような態度だったのに、急に「セカンドオピニオンを取ったらどうでしょう？」と投げやりな様子で言ったように見えた……。患者さんは、そのようなことで「あの先生は私のことが嫌いになったんだ……」と落ち込んだり、「怒らせてしまったのかもしれない。見捨てられてしまった、どうしよう」と焦ったりします。

患者さんは、医療者が自分のことをどう思っているのか、自分のことを大切に思ってくれているのか、最善の治療をしてくれようと

しているのかを気にしているのです。

　ある疾患の疑いがあり、検査を受けることになった患者さんの例です。

　通常、検査は1カ月以上待つことを承知のうえで、専門医のいる病院を受診しましたが、後日その病院から、「明日急きょ予約が空いたから、検査しましょう」と言われ、検査を早く受けられることになりました。

　このとき、タイミングよく予約が空いて検査を受けることができるようになったのが真実だとしても、その患者さんは、「通常であれば1カ月も待たなくてはいけないのに、明日検査するということは、自分はよほど状況が悪いのではないか」と不安になったのです。

　さらに、「家族がこれまでより優しくなった気がする。何か悪い病気ではないだろうか？」と悩んだそうです。

　患者さんは、医療者の言動や、その他さまざまな情報を見聞きすることで、頭の中で、勝手な解釈や思い込みをつくり始めます。
　どのような解釈や思い込みをつくるのかは人それぞれですが、医療現場において、患者さんは悲観的な思い込みをすることが少なくありません。医療者は、その勝手な解釈や思い込みを持ちやすいということを理解したうえでかかわらなければ、患者さんはあなたが思ってもいないようなことでずっと悩み続ける可能性があります。

私のいないところで何を話していたの？

　以下は、私が一人暮らしの祖母の病院へ付き添ったときのことです。祖母の心の動きを時系列で追ってみます。

CASE アップセットの連鎖

　デイサービスで、左胸のあたりに痛みがあることを話したところ、看護師さんから、心臓の可能性もあるので、早く病院に行ったほうがいいと言われた。
　デイサービスから家に帰った後ではクリニックは受診できなかったので、次の日に受診することとする。
　これまでがんなど、さまざまな病気をしてきたけれど、心臓は初めてでとても怖くなる。でも、心臓が悪いかもと話すと大事になって心配するだろうから、息子、娘たちには言えない……。

POINT

　祖母は、すでにこの時点で、大きくアップセットしています。

・心臓が悪いかもしれない　　a. 予測が外れた
・今日は病院で診てもらえない
　a. 予測が外れた　　b. 出鼻をくじかれた　　c. 届かなかった
・子どもたちには言えない　　c. 届かなかった

　翌日、偶然祖母の家を訪ねた孫の私とともにクリニックへ。昨日は出ていなかった発疹があり、先生が帯状疱疹と診断。
　診察が終わり、祖母がカーテンで仕切ったスペースで着替えている間に看護師さんが私に声をかけて、帯状疱疹とはどのような病気なのか、軟膏の塗り方などについて説明した。

> (POINT)
>
> ここで、祖母の事実ではない思い込みの連鎖が始まりました。

祖母「心臓が悪いのかと思ったけれど、そうでないようで安心した。さあ、着替えよう。
　あら？　看護師さんが孫に何か話している。なんで孫だけに話をしているのだろう？　実は重い病気だったのか？　私には言えないようなことがあったのか？……」

> (POINT)
>
> このような勝手な解釈や思い込みが一瞬にして、頭の中に湧きます。

　祖母はその後、私に「看護師さんと、一体何を話していたんだい。本当はどこか悪いのかい？」と何度も何度も尋ねてきました。
　家族や知人の体験や、映画やドラマの医療のシーンを見ていると、本人に病状を隠すことがあります。体の調子が悪かったり、不安な精神状態にあることも重なって、悪いことばかりを考えがちになってしまう傾向があります。

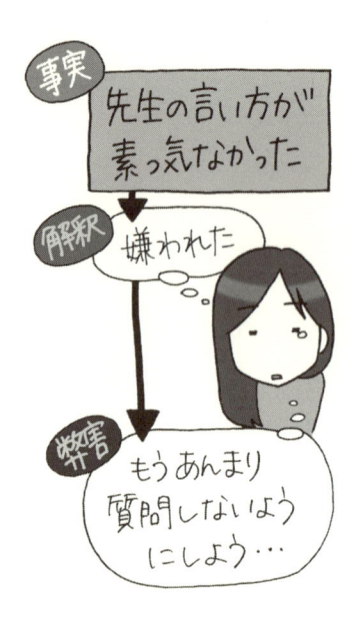

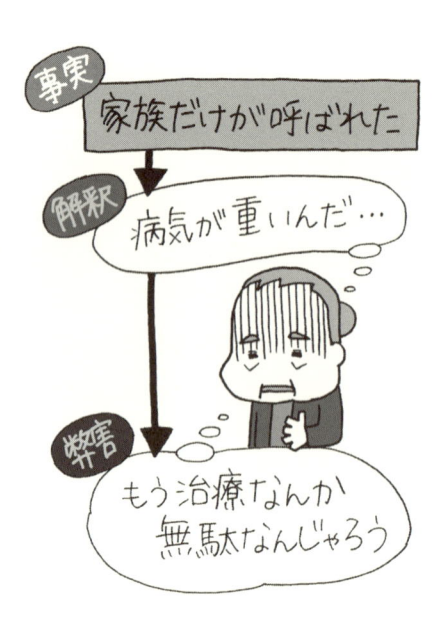

患者さんの思い込みを見過ごしていませんか

「先生に嫌われている」「悪い病気に違いない」「あの先生は冷たい」など、患者さんの思い込みはさまざまです。

その思い込みが治療上の弊害をつくることがあります。

「先生にこれ以上、嫌われないようにしよう」「言われたことを守らないと先生から見放される」などの思い込みから、「夜中に痛くてもナースコールを押せない」「実は薬を飲み忘れたことを言えずに隠しておこう」ということが起こります。

すると、医療者は必要な情報を得ることができません。何かトラブルが起こってから「え！ 薬を飲んでいなかったんですか」と驚かされることもあります。

また、「悪い病気に違いない」という思い込みから、医療者や家族がすすめる治療を「どうせ何をやってもしょうがない」と受け入れてくれず、自暴自棄になることで、本当に必要な治療や投薬を受け入れてもらいにくくなるかもしれません。
　「あの先生は冷たい」という思い込みからは、その先生の話自体に空返事で、実は何も覚えていなかったり、言われた指示を守らないなどの事態が起こるかもしれません。

　このように、患者さんの思い込みから、医療者と患者さんとの信頼関係に影響が生まれることがあります。そうすると、治療方針の決定や患者さんの取り組みにも影響が出てしまいます。
　医療者は患者さんに思い込みをつくらないように、コミュニケーションをとっていくことも大切ですが、すでに患者さんに思い込みがある場合、患者さんによっては医療者側にはそのつもりがなくても、思い込みが強化される場合があります。
　ですから、医療者は目の前の患者さんにすでに思い込みがあるのかもしれないという前提を持ってかかわることが必要なのです。

　「私は先生に嫌われているに違いない」と思っている患者さんの場合、「そんなことはないですよ。勘違いです」と医師本人や周りの人が言うことで、患者さんが「そうなんですね」と納得される場合もあるでしょう。しかし、患者さんがその思い込みにとらわれている場合、「そうですか。でも、やっぱり嫌われているに違いありません」と、考え方や捉え方が変わらないことがあります。

　2章、3章では、患者さんのアップセット状態や「ああ言えばこう言う」状態などによって起きる、コミュニケーションを阻害する要因について見てきました。これまで、どうすればいいのかわから

なかったようなケースでも、「なるほど、患者さんはアップセットしていたのかもしれない」と知るだけで、現場での「気づき力」がアップしたことと思います。

　4章からは、どのように患者さんとコミュニケーションをとればいいか、その実践方法についてお話ししていきます。「気づき力」が上がったあなたであれば、現場で毎日のように発生する「どうすればいいの⁉」というような問題にも臨機応変に対応することができるようになっていくはずです。

4章

患者さんと信頼関係をつくるコミュニケーション

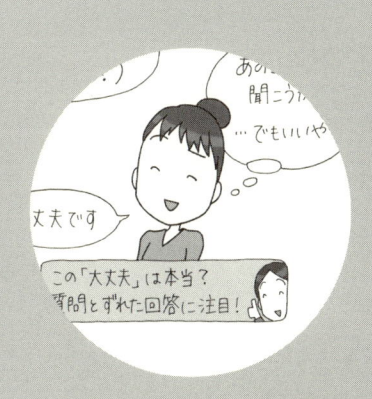

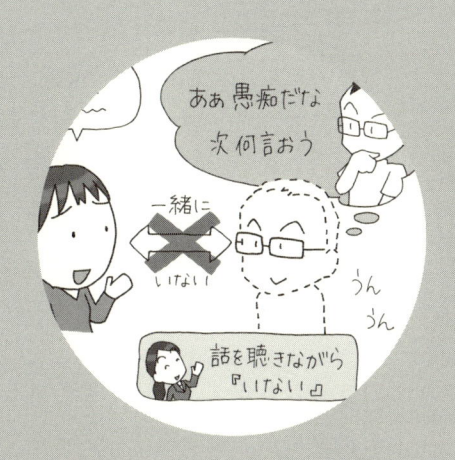

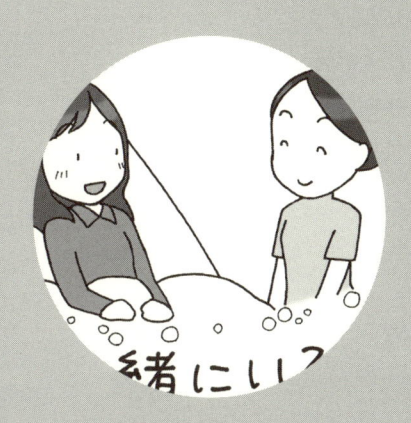

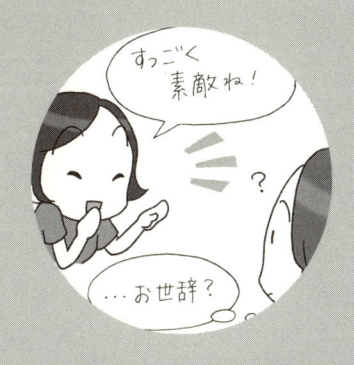

1 患者さんと「一緒にいる」状態とは

コミュニケーションの2段階

　1章でお話ししたように、医療コミュニケーションには、2つの段階があります。

①患者さんと信頼関係をつくる
　1段階目は、患者さんが何でも安心して本音を言うことができる関係づくりです（詳しくは本章）。
　患者さんがあなたのことを「この人は私の話を聴いてくれる人」だと信頼して話してくれることで、あなたは患者さんが何を考えているのか、どうしたいのか、何に悩んでいるのかなどを知ることができます。
　これらを知ることができなければ、患者さんの望む結果につながる治療やケアを提供することができません。また、どのように伝えると患者さんの心に届くのかもわかりません。
　本章で紹介する「一緒にいる」と「ただ受け取る」によって、患者さんのアップセットをクリアにする（感情に影響されずに正しく物事が見えて、適切に判断や行動できる状態になることを促す）ことができます。

②患者さんの自発的な行動を促すかかわり
　患者さんと信頼関係ができた後は、患者さんが望む結果（治癒な

ど）に向けて一緒に取り組む段階です（詳しくは5章）。

　現状をしっかりと伝える、患者さんに意見や疑問があるならば答える、理解して納得していただく、治療方針などを決断する、治療に協力してもらう、運動、禁煙など、患者さん自身が行なう自己管理を促すなど、患者さんが望む結果に向けて、自発的に行動していただくようにかかわります。

「一緒にいる」とはどういうことか？

　コミュニケーションのベースとなるのが「一緒にいる」ことです。「一緒にいる」とは、上の空でなく、相手のことをしっかりと感じている状態のことです。これは、診察室に一緒にいるなど、同じ空間に存在しているという意味だけでなく、心や意識が相手に向いて一緒にいることを指します。

　「一緒にいる」状態でコミュニケーションをするときには、相手の話を「ただ」感じることがポイントです。
　ボーッとして100％話を聴いていないような状態はもちろんのこと、自分のこと（お腹が空いた、腰が痛いなど）や、他のこと（忙しいから早く診察を終わらせないと……など）を考えている場合は、相手とは「一緒にいない」ことになります。

　「ここはまだ理解していない様子だな。もっと説明しないと」「家族には同意はもらったんだろうか？」などと、患者さんのことを頭の中で考えている状態だったとしても、実は患者さんと「一緒にいない」状態です。その瞬間は、患者さんとではなく、自分の思考と一緒にいるのです。

「一緒にいない」と信頼も失う

　私が、相手の人が一緒にいないなと感じた出来事をお話しします。
　かつて私を担当していた美容師さんは、勉強熱心で、とても親身な人でした。シャンプーなどを若いスタッフさんが担当するときにも、「このスタッフは優秀ですから、ご安心ください」と、私を安心させ、さらに若いスタッフさんがお客さんに受け入れられるように間に入る人でした。私は彼の仕事への姿勢に非常に好感を持っていました。
　しかし、髪の毛を切っている際の会話で、彼が「一緒にいない」ことがよく起こります。おしゃべりをしている中で、「○○についてはどうなんですか？」と質問されるので、真面目に「私は、こう思う」と答えて鏡の中に写る彼を見ると、彼がまったく聴いていないことがあるのです。その理由は、カットに真剣になっていたり、他のお客さんの施術が気になっていたり、若手スタッフの仕事ぶりが気になっているなど、いろいろです。
　そんなとき、彼の質問に答えた私の返答は宙ぶらりんになり、「1人で一所懸命、話してみるみたい……」という気分になります。そして、「私は彼とおしゃべりをしに来たのではない。きちんと仕事をしてくれたらいいや」とあきらめます。

　私は美容師さんとのコミュニケーションが美容院へ行く目的ではなく、彼の技術が気に入っていたので、美容師さんが一緒にいてくれないからと言って美容院を変えることはありません。
　しかし、お客さんが何を求めているかはそれぞれです。美容院にとっては、信頼感を失ったり、お客さんのニーズを聴く機会を失っているかもしれません。これは、医療現場においても同じことです。

② 人はすぐにいなくなる

ちょっとしたことで患者さんから離れてしまう

　患者さんと話していて、ずっと「一緒にいる」ことはほぼ不可能です。人はちょっとしたきっかけで、すぐに「いなく」なります。
　コミュニケーションのセンスを高めるには、自分がいなくなっている状態に気づくことから始めます。

　実際に、私が「一緒にいよう」と思っていても、できなかった体験をお話ししましょう。
　調剤薬局で点鼻薬が処方されたとき、初めてのタイプの薬なので使い方をしっかり聞こうと思い、薬剤師さんと「一緒にいて」話を聴き始めました。
　そこへ、この調剤薬局のスタッフと顔見知りである私の父が入ってきました。父が別の薬剤師さんに「あれが娘で……」と大きな声で話し始めたのです。私は父の会話の内容が気になったり、「そんなことまで言わなくてもいいのに」と恥ずかしくなったり、頭にきたりしていました。
　その間、私の目の前にいる薬剤師さんは点鼻薬の説明を丁寧にしてくれていたのですが、父の話が気になってまったく聴けなくなりました。
　私は、自分で薬剤師さんと「一緒にいる」ことができていないことがわかりましたが、父のことが気になってどうすることもできま

せんでした。薬剤師さんは、私が「いない」状態でしっかり聴くことができていない様子を察し、「大丈夫ですか？」という表情で説明をしています。

　私は「大丈夫です」と言いながら、心の中では「もう今は聴けない。家に帰ったら使用説明書をよく読もう」と思って、薬剤師さんはまだ説明を続けてくれていたのですが、話を聴くことをあきらめました。

　このように、「この人の話を聴こう」と思っているのに、聴いていない、聴けない、頭が真っ白で入ってこない（いずれも「一緒にいない」状態です）ことがあるのです。

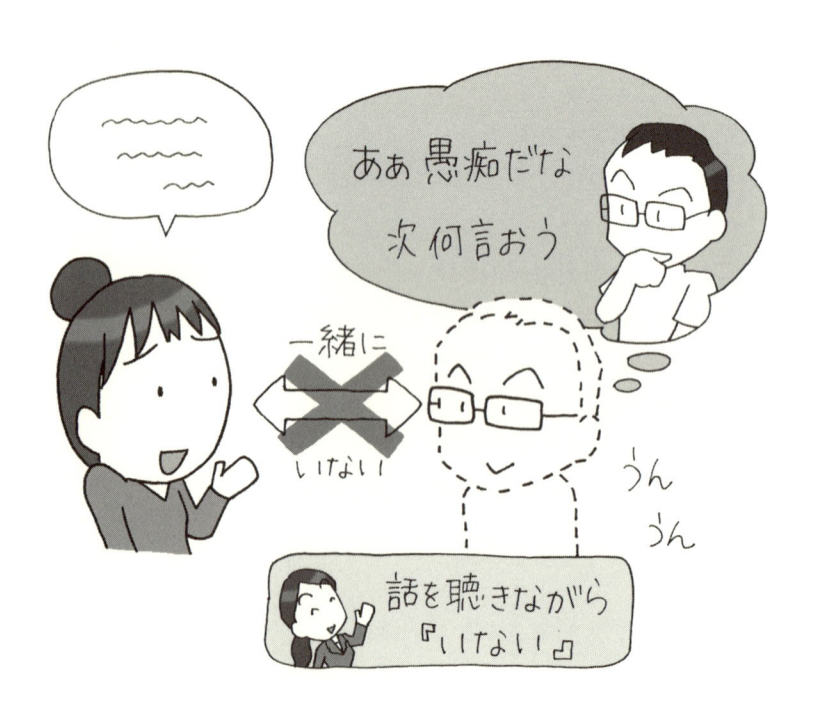

あなたはいつ会話から「いなく」なりますか

　人はふとしたきっかけで、目の前で話している人と「一緒にいなく」なります。自分がどんなときにいなくなるのか、いないときはどんな状態になるのか、その感覚をつかんでおくことは大切です。
　自分が「いない」ことに気づくことは、伝達ミスなどヒヤリ・ハットを防ぐことに直結します。

CHECK　　一緒にいなくなる例

- **自分が興味のない話のとき**
　……診断や治療に関係ない話や、前にも聞いた話、愚痴や自慢など好まない話など
- **自分が興味のある話のとき**
　……自分の思考が始まる
- **興味がないとき・相手が苦手なとき**
　……この話は聴きたくない、この人の話は聴かなくていいとなる
- **話が長いとき**
　……結論が出てこないなど
- **アップセットしたとき**
　……恐怖、驚き、不安などの感情にとらわれてしまう
- **他に気になることがあるとき**
　……他の患者さんのことが気になる、混んでいてゆっくり話を聴く余裕はないと思っている
- **自分が話を聴く内容をはじめから決めているとき**
　……自分が知りたい内容以外の話は聞かない

- 自分が思っている話の展開にならないとき
  ……自分が話の主導権を握っていたい
- 相手に何を言ってもムダだとあきらめたとき
  ……話すことも聴くこともしない、聞き流す、空返事をする

カルテやディスプレイと一緒にいませんか？

　初診時に、患者さんから情報を聴き出す必要があります。そのために、問診票を用いて問診を行ないます。
　時間短縮や聴き漏れを起こさないために、誰が問診をしても同じ情報が残るように質問事項をリスト化されているケースが多いです。
　会話に出てきたことをカルテに記録することは、日々の変化を把握したり、患者さんとの会話を広げたりすることに役立ちます。家族歴なども重要な情報になりえるでしょう。

　問診中は、情報をきちんと記録に残すように、また次の患者さんの待ち時間を長くしないように、患者さんと話しながら入力をすることもあります。
　そのため、医療者は、チェックリストや電子カルテのディスプレイを見ながら、患者さんと話すことが必然的に多くなります。このことについて、「先生はパソコンの画面ばかり見ている」などと世間で揶揄されることがあります。

　私たちは言葉によって人と情報のやり取りをしています。相手の言うことを聴き取ることができれば、ディスプレイやカルテを見るなど、どんな姿勢であっても情報を得ることはできます。

しかし、言葉のやり取りだけでは得ることができないこともあります。診察時間の間中、パソコンのディスプレイのみと「一緒にいる」先生もいるようですが、キーボードを打ちながら時折、患者さんのことを気にかけるなど、患者さんと「一緒にいる」ことを心がけてみてください。
　患者さんの目を見てうなずき、話を聴いていたとしても、別のことを考えて上の空で、「一緒にいない」こともあります。逆に、パソコンのキーボードを打ちながらであっても、あなたが患者さんへ意識を向けることで、患者さんと「一緒にいる」ことは可能なのです。

　「一緒にいる」と、同じ診察時間でも患者さんから伝わってくる情報や、あなたから患者さんへ伝わるものは倍増します。
　この関係をつくることで、患者さんが言いにくいかもしれない情報を得ることができたり、こちらの指示を聞き入れてくれるといった成果が得られます。

③ 患者さんもいなくなる

患者さんが「いない」ことに気づいていますか？

> **CASE** 患者さんが「いなかった」会話
>
> 朝10時に胃の検査の予約で来た患者さんの例。
>
> Dr.「朝食は抜かれていますよね」
> 患「え、今日は朝ごはんを食べたらいけなかったんですか？ 食べてきちゃいました。前回の検査のときは朝食をとってはいけないと言われたので、そうしたのですが、今回も先生、そんなことおっしゃいました？」

　患者さんも、ふとしたことで「いなく」なり、医療者の話を聴かなくなります。

　患者さんは「いない」ときにも、あなたの話にあいづちを打ったり、返事をしているケースがあります。「空返事」という言葉がありますが、「返事やうなずきがあった」＝「相手がしっかり聴いた」というわけではありません。

　患者さんが「いない」ために、実は聴いていなかったことについて、「あのとき、確かに『はい、わかりました』と言いましたよね」と詰め寄っても、「いない」状態だった患者さんには聴いた記憶が

ないので、「いえ、聞いていません」と話は平行線をたどり、解決しません。

表情が変わる。目線・目つき・目の開き具合が変わる。姿勢・うつむき加減が変わる。あいづちの言葉や、声の高さが変わる。相手の「いる・いない」を観察し続けることで、相手が「いる」状態なのか、「いない」状態なのかを感じ取るセンスが向上します。

患者さんが「いる」はずという思い込みは捨てる

小児や認知症の方などは素直に感情を表現するのでわかりやすいのですが、私たちは「いない」状態で、話を半分しか聴いていない

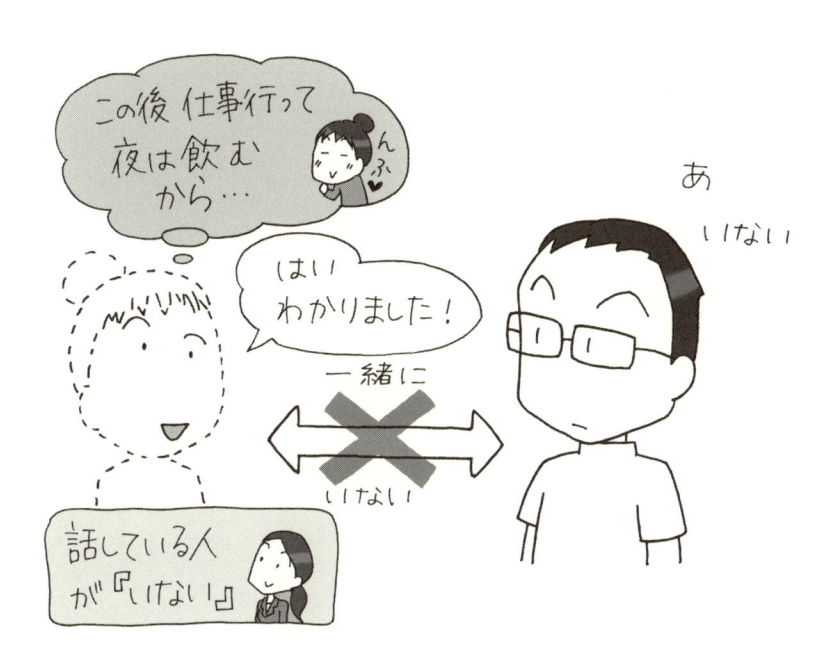

場合があります。あるいは、まったく聴いていない状態であっても、私が薬剤師さんの話を聴けなかったときのように「聴いているポーズ」をしているケースも多々あります。

ですから、今、相手が「一緒にいる」のだろうかと感じ取る感覚が大切なのです。

「空気を読む」という言葉があるくらいなので、元来、日本人はこの感覚に長けています。ところが、医療現場においては「患者さんは病気を治したいのだから、聴いているはず」などと思い込んでしまっていることがあるので、注意が必要なのです。

患者さんが「いない」ときは、大切なことを伝えても届かないので、こちらが話したことを覚えていません。

患者さんが「いない」ときには、大切なことを伝えようとせず、患者さんが「いる」状態になるようにコミュニケーションをとることが必要となってきます。

④ 患者さんと「一緒にいる」ことの最大のメリット

「一緒にいる」と、「後で」が通じる

CASE

　毎晩、消灯後に何度もナースコールを押す患者さん。そのたびに訴えはあるが、ささいな用件であることがほとんどであり、不安と寂しさからナースコールを押していると思われる。勤務交代の一番忙しい時間帯に限ってナースコールを押されるので困っている。

　この患者さんと信頼関係ができている看護師が、「一緒にいる」状態で「○○さん、今から巡回でちょっと忙しいから、23時過ぎにまた必ず来るようにしますね」と伝えたところ、その日はナースコールを押すこともなく、23時に部屋へ行くと熟睡されていた。

　ナースコールを何度も押すなど、落ち着きがない患者さんが、「一緒にいる」状態でコミュニケーションをすると、その後落ち着いたという話はよく聞きます。
　何度もナースコールを押したり、同じ話をくり返す患者さんに困ることがあった場合には、その人と「一緒にいた」のかを改めて振り返ってみましょう。

あなたが「他の患者さんのことが気になっていて」「この患者さんは、いつもたいした用がないのにナースコールを押すから……」と思って患者さんと接していたのであれば、それは「一緒にいる」状態ではありません。「一緒にいなかったかもしれない」と自分の患者さんとかかわる姿勢に気づくだけでも、患者さんとのコミュニケーションが変わってくるはずです。

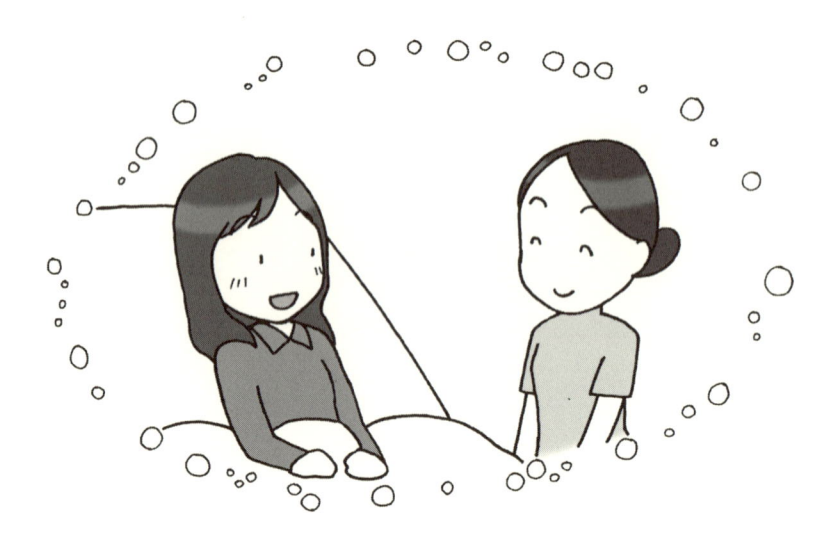

　患者さんと「一緒にいる」ことができたかどうか、振り返りを続けていると、患者さんはアップセットしていたのかも、何か不安なことがあるから話し続けているのかもと、その場では気づかなかった、患者さんの思いや状態がわかることもあります。

「一緒にいる」ことで患者さんの信頼を得る

　医療現場のコミュニケーションにおいては、まず患者さんと信頼関係をつくることが大切です。そのことが治療効果にも影響します。
　「一緒にいない」状態で患者さんの話を聴くと、診察時の患者さんは通常のとき以上にセンシティブなので、「この人はなんだか聴いてないな」と感じ、「しっかり話を聴いてくれた」とは思いません。

　患者さんに心や意識を向け「一緒にいる」と、患者さんが「他に困っていることがあるかも」など、患者さんのまだ言葉に出していない思いを洞察する力が高くなります。
　同時に、「一緒にいる」状態のときは、患者さんも「この人は話しやすい」「話を聴いてくれそうだな」と感じます。

　日本では、「話し方」「プレゼンテーション」「聴き方」などのスキルばかりが注目され、相手に心や意識を向ける「一緒にいる」という、コミュニケーションのベースとなる一番大事な段階が欠けていることがよく見受けられます。
　言葉巧みに営業トークを話すけれど、気持ちが伝わってこない営業マンが多くいるのもそのためです。魔法の一言のような言葉を使っても、患者さんに魔法がかかったような結果が出ないのはそのためです。
　心や意識を患者さんへ向けていない「一緒にいない」状態であれば、よほど「今日はしっかり質問しよう」「自分はお医者さんになんでも質問できる」と思っている患者さん以外は、あなたに質問をすることや、話しかけることは少なくなるでしょう。

5　人は自分の話を聴いてほしい

患者さんの悩みにどのような対応をしていますか？

　患者さんと「一緒にいる」状態になったら、次は、患者さんの話を「聴く」段階です。

　「聴く」と一言で言っても、どのような姿勢で聴いているのか、どのような言葉を返すのか、などさまざまな状態があります。
　あなたは普段、どんな「聴き方」をしているでしょうか？
　あなたが患者さんの言葉にどのような返事をしているのかによって、自分の聴き方の姿勢がわかります。
　たとえば、患者さんが、「なかなか状態がよくならなくてつらいんです」と言ってきた場合、あなたはどのような反応をするでしょうか？

Q．「なかなか状態がよくならなくてつらいんです」と言う患者さんに対して、あなたはどのように返答しますか？

A．
① 「そんなこと気にしないで、治療に専念しましょう」
　➡命令、指示
② 「でもね、この治療をしないと悪くなるばかりだから」

➡注意、脅迫
③「今が踏ん張りどきだから、このくらいの治療で根をあげないで」　➡説教、説得
　「なんとか今を乗り切ろう。応援しているから」　➡激励
④「検査結果を見てください。この薬を飲んで数値が安定しているっていうことは、効果があるということなんですよ」
　➡講義、解釈
⑤「気分転換に体に負担にならない趣味を始めたらどうですか？」　➡提案、助言、アドバイス
⑥「そういう風に、落ち込むのは病気によくないなぁ」
　➡反対、非難
⑦「本当に○○さんはがんばっていますよ。今までこんなにがんばっている患者さんを見たことがないですよ」
　➡同意、賞賛
⑧「わかります。つらいですよね。私も経験があります」
　➡理解、同情
⑨「検査結果があまりよくなかったから、そんな気持ちになったのかな。○○さんは検査結果に一喜一憂するところがあるからねぇ。ご主人はあなたよりももっと心配性だし。それとも昨日テレビでこの病気のことやっていたから、気になったのかな」　➡解釈、分析
⑩「気にしない、気にしない。考えすぎですよ」
　➡軽く扱う、ばかにする
⑪「なんでいきなりつらくなったの？　どうして今まで言わなかったの？　今までは我慢できたの？」　➡質問、尋問
⑫「とりあえず診察しますね」
　➡ごまかし、そらす、時間稼ぎ

4章●患者さんと信頼関係をつくるコミュニケーション

コミュニケーションを阻害する12の聴き方

　人が相談を受けたときにとる対応は、前記の12パターンのいずれかになることが多いそうです。
　これらは、トマス・ゴードン博士が著書『親業』の中で分類したものです。この12のパターンを「**人の相談に乗るときにはじめにしてはいけない、コミュニケーションを阻害するお決まりの12パターン**」と呼んでいます。

　患者さんが悩んでいるときには、悲しい、つらいなどの感情があります。
　そして、悩んでいることを医療者へ話すこと自体にかなりの勇気が必要な人もいます。「つらい」と言うことが、先生の治療内容や方針に文句を言っているようにとられないだろうかと心配して言えない人もいます。

　「つらいんです」と話してすぐに12パターンのいずれかで返されると、しっかり話を聴いてもらった気がせず、「自分のことをよくわかってもらえていない」「どうせあなたにはわからない」などと患者さんは感じます。
　「私はこうしたほうがいいと思う」「私がアドバイスをするためには、あなたの悩んでいる理由が知りたい」「私はあなたが悩んでいることはとるに足らないことだと思っている」など、患者さんの役に立ちたい思いから返答しているかもしれませんが、すべて、「私がどう思うか」なのです。つまり、意識が聴き手である自分に向いています。
　そのため、患者さんは「私の」ことを聴いてくれていないと感じ

るのです。自分の気持ちによって言動をする前に、相手の気持ちをまず聴くことが大切です。

> **COLUMN　患者さんの痛みにはあらゆるものがある**
>
> 　近代ホスピスの創始者であるシシリー・ソンダース博士が、末期がんの痛みには、4つの苦痛、身体的苦痛、精神的苦痛、社会的苦痛、そして霊的苦痛（スピリチュアルペイン）があると提唱し、疾患だけではなく、疾患を持っている患者さんの総合的な苦痛「トータルペイン」を診る「全人的医療」と提唱しています。
>
> ・**身体的な苦痛**
> 　……疾患に起因する痛み・治療に関係した痛み・闘病生活に伴う痛み
> ・**精神的苦痛**
> 　……不確かさに対する不安、いらだち・痛みに対する恐怖・死への恐怖・うつ状態
> ・**社会的苦痛**
> 　……経済的問題・仕事についての悩み・家庭内での役割の変化・複雑な家族関係
> ・**霊的苦痛（スピリチュアル・ペイン）**
> 　……自分の人生や存在の意味への問い・罪悪感、後悔の念・絶望感、虚無感・死への恐れ・宗教的な問題
>
> 　この苦痛は末期がんの患者さんだけでなく、すべての患者さんに当てはまります。患者さんは疾患や治療による痛みの他にもさまざまな苦痛を持っているのです。

以降で、患者さんの「つらいんです」という気持ちを聴かずに、すぐに12パターンの返答をすると、患者さんには何が起こるのかを見ていきましょう。

すぐに12パターンで返答したときの損失

①命令、指示
「そんなこと気にしないで、治療に専念しましょう」
　ああしろ、こうしろと指示を出すかかわりです。
　医療者は患者さんへ的確な指示を出す必要がありますが、悩みを持ち出してすぐに指示を出すと患者さんは、つらい気持ちを抱えたままの状態なので、その気にならなかったり、指示を覚えてすらいないこともあります。

②注意、脅迫
「でもね、この治療をしないと悪くなるばかりだから」
　今のままでは不利益があるから、この考えを持てと押しつけることは脅迫にもなります。患者さんの家族や友人も「そのままだと病気悪くなるよ」と注意をすることがありますが、患者さんにとって医療者の言葉は家族や友人よりも、その影響力は強いものです。
　医療現場では、このままでは予後が悪いだろうと見当がつく場合、それを伝える必要があることがあります。「私はどうなんですか？」と聞かれたのであれば、すぐに答えて構いませんが、ここではまず、つらいという気持ちを聴くことが大切です。
　予後を伝えることが、ただ脅迫をするだけで終わることがあります。単なるお知らせなのか、行動を促すためなのか、覚悟を決めてほしいのかなど、どのような目的で会話をしているかにより、返し

方が変わってきます。
　いずれにしても、患者さんが不安な気持ちを抱えたままのときに伝えると、その気持ちを増大させてしまうことになりかねません。

③説教、説得、激励
「今が踏ん張りどきだから、このくらいの治療で根をあげないで」
「なんとか今を乗り切ろう。応援しているから」
　こう考えるべきだと、自分や世間の考えを押しつけています。激励も「がんばれ」という考えを押しつけていることにもなります。

④講義、講釈
「検査結果を見てください。この薬を飲んで数値が安定しているっていうことは、効果があるということなんですよ」
　冷静に論理展開をしています。疾患や手術の説明など医療現場に多いパターンですが、患者さんが「つらい」などの感情にとらわれていて、聴く態勢になっていない場合には、事実や理屈をいくら伝えても、理解や行動につながりません。

⑤提案、助言、アドバイス
「気分転換に体に負担にならない趣味を始めたらどうですか？」
　医療者はプロとして、患者さんに提案、助言をします。しかし、つらい気持ちにとらわれている人が、アドバイスを積極的に取り入れようとするでしょうか。いきなりアドバイスをするのは、「あなたは考えられないから、私が考えてあげる」と相手を尊重していないことの表われにもなります。
　また、これをくり返すと患者さんに主体性がなくなり、指示待ち人間になってしまいます。

4章●患者さんと信頼関係をつくるコミュニケーション

また、思いのほか予後がよくならないときなどに、「先生がやれと言ったから、決めたのに」と、その治療を行なうと決めたことを医療者のせいにするといったケースも起こりやすくなります。
　アドバイスは言えばよいというものではなく、相手が取り入れるかどうかを適切に検討したり、実際に行動に移せるようなタイミングや言い方をするかどうかが大事なポイントです。

⑥反対、非難
　「そういう風に、落ち込むのは病気によくないなぁ」
　あなたの考え、行動はおかしいなど、マイナスの評価をします。それは、患者さんがさまざまな苦痛や悩みにとらわれていることを否定していることになります。相手はとらわれている感情がある状態で、さらに頼りにしているあなたからマイナスの評価を伝えられることになります。

⑦同意、賞賛
　「本当に○○さんはがんばっていますよ。今までこんなにがんばっている患者さんを見たことがないですよ」
　「あなたの考えは素晴らしい」など、プラスの評価をします。現場でよく言ってしまいがちなパターンです。
　プラスの評価はいいことのように思えますが、「つらい」などの感情にとらわれて悩んでいる相手には寄り添わず、「私はこう思うよ」と相手の見方を否定して、自分の考えを押しつけていることになります。
　また、同意、賞賛をすることは、患者さんが「このまま＝つらいまま」でよいと肯定していることにもなります。同意、賞賛を続けた場合には、「変わらなくてよい」というメッセージとなります。
　同意、賞賛をし続けて、患者さんが「自分は変わらなくてよい、

変われないんだ」と思うようになった後に、「いつまでつらいことを言い訳にしているんですか」などと言うと、「先生がいいって言ったのに」と裏切りを感じ、あなたを責める気持ちになりかねません。医療者は安易に同意や賞賛をする危険性を知る必要があります。

⑧理解、同情
「わかります。つらいですよね。私も経験があります」

相手の気持ちに寄り添い、なんとか相手の気持ちをよくしようという思いの表われです。これも⑦同様、よく言ってしまいがちなことですが、つらいという相手の気持ちに本当に寄り添っているのではなく、実は、自分がどういう思いなのかを話していることになります。

皆さんも想像してみてください。歯がとても痛いときに、友達に「歯がものすごく痛くて」と話したら、「私もそういうことあった。わかる」と言われた。これは、問題はないですよね。しかし、訪れた歯科医院で、歯科医師へ「ものすごく痛いんです」と言ったときに、「わかります。僕も同じように痛かったことがあります」などと言われると、「え……。そんなことどうでもいいから早く治療してよ」と思いませんか？

医療者に理解、同情されると、患者さんは自分が置き去りにされているように感じるのです。

⑨解釈、分析
「検査結果があまりよくなかったから、そんな気持ちになったのかな。○○さんは検査結果に一喜一憂するところがあるからねぇ。ご主人はあなたよりももっと心配性だし。それとも昨日テレビでこの病気のことやっていたから、気になったのかな」

自分の推測から、ああじゃないか、こうじゃないかと解釈や分析

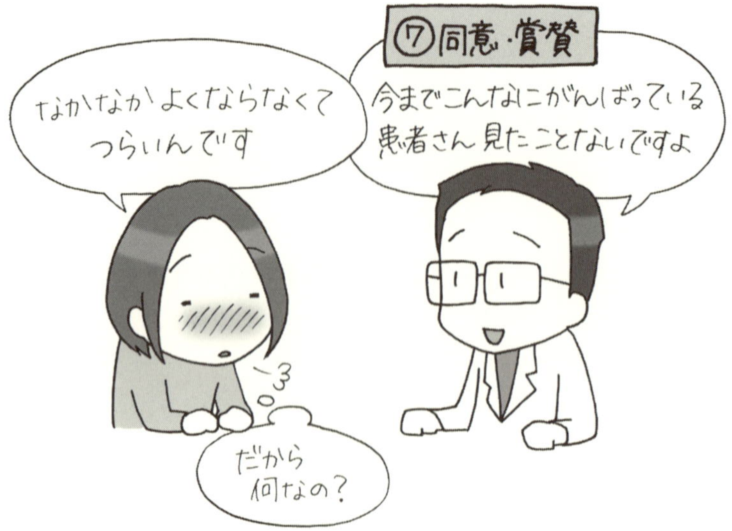
⑦同意・賞賛
なかなかよくならなくて
つらいんです
今までこんなにがんばっている
患者さん見たことないですよ
だから
何なの？

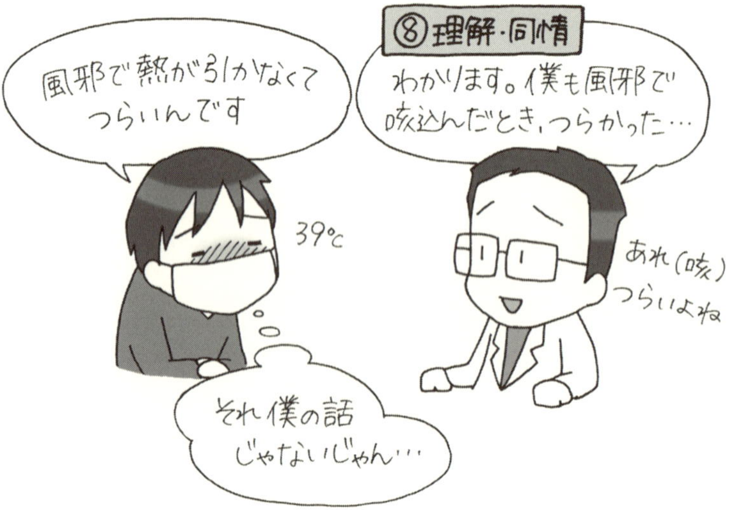
⑧理解・同情
風邪で熱が引かなくて
つらいんです
わかります。僕も風邪で
咳込んだとき、つらかった…
39℃
あれ(咳)
つらいよね
それ僕の話
じゃないじゃん…

を進めるパターンです。

　患者さんにつらい気持ちがあるときに、その気持ちを聴かずに解釈や分析をし続けると、その間、患者さんはつらい気持ちのまま置いてきぼりになります。そして、「（わからないので）お任せします」と医療者任せとなります。そうすると、治療が他人事となり、行動変容が起こりにくくなります。

⑩軽く扱う、ばかにする
　「気にしない、気にしない。考えすぎですよ」
　思い悩んでいる患者さんの存在と、その言葉を尊重していません。

⑪質問、尋問
　「なんでいきなりつらくなったの？　どうして今まで言わなかったの？　今までは我慢できたの？」
　相手の思いを受け取らず、「私が解決してあげよう」として、事情を理解するために質問を続ける状態です。相手の感情を置いてきぼりにすることになりかねず、患者さんは言いたいことが自由に言えなくなります。

⑫ごまかし、そらす、時間稼ぎ
　「とりあえず、診察しますね」
　ゆっくり話を聴く暇がない、聴く気がない、なんと言っていいかわからない、などの気持ちの表われです。患者さんは、はぐらかされたように感じ、軽くあしらわれた、大切に思われていない、などと感じます。

12パターンの対応を患者さんに行なって失敗したケース

　私が歯科衛生士として働いているときに、ある患者さんの不安な気持ちを12パターンで聞いてしまったときの失敗談です。
　定期検診に来た患者さん。これまでは3カ月に一度のペースだったのに、半年ぶりの来院でした。顔色があまりよくなく、髪の毛のツヤもないように見えました。
　治療の椅子に座っていただき、テーブルの上に器具を並べていたときに、「この間、脳ドックに行って異常が見つかったの。小さな動脈瘤だから、まずは様子を見ることになったんだけど……」とつぶやくように言われました。
　私は大事に至らなくてよかったと、ほっとして、患者さんの言葉から間を置かず、「○○さん、事前に見つかって本当によかったですね！」と言い、治療の準備を続けました。
　返事がなかったので、患者さんのほうを見てみると、表情が暗くうつむき気味でした。そのとき、私はハッとして、「○○さん、私は今、『事前に見つかってよかったですね』と言いましたが……。ご家族や周りの方にもそうやって言われているのかもしれませんが、今は様子を見るものだとしても、動脈瘤があることがわかったというのは、心配かもしれないですね。さっきは申し訳ありませんでした」と言いました。
　すると、患者さんは「そうなの……」と不安に思っている気持ちを、堰を切ったように話し始めました。

　私は10年以上、その患者さんの担当をしていて関係を深めていたので、「大事に至らなくてよかった」と思ったことには違いありません。だからこそ、そのように言ったのですが、患者さんはそう

は感じていなかったようです。この患者さんの場合は、「こんなことになるなら、脳ドックなんて受けなければよかった」と思っていました。脳ドックで経過観察が必要な脳動脈瘤が見つかったことが、不安でたまらない状況だったのです。

　このとき、他人から「早めに見つかってよかったですね」「よかったと思わないとダメですよ」と言われたところで、気持ちを切り替えることができるでしょうか。

　このときの私の返答を振り返ると、患者さんの気持ちを聴いていませんでした。「聴き方の12パターン」に当てはめると、落ち込まないでくださいという「①命令・指示」、発症する前にわかったのだからよかったという「③激励」「④講義・講釈」をしているコミュニケーションとなったのです。

　このように、患者さんの気持ちを聴くプロセスを通らずに、いきなり12パターンの対応をしてしまうことはさまざまな損失があります。

　まずは患者さんの気持ちを聴いたうえで、患者さん自身が「どうしたらいいのか」と考え始めてから初めて、必要ならばプロとしてコメントをすることが大切です。

相手のすべてを理解することはできないことを知る

　医療・介護・保育・教育など、援助職の人間には、「相手のために」という思いがあります。この気持ちが「相手のことをわかってあげたい」「全部わかろう」という形になると、「自分が」役に立ちたいと、「自分が」主人公になり、上記の12パターンの対応をしてしまうことになります。

私が、相手のすべてを理解することはできないと痛感した体験をお話しします。
　2011年3月11日、東日本大震災がありました。その様子や、被災された方たちの声は、東京にいた私も、テレビ、インターネットなどで知ることができました。そして、被災地にいらっしゃる方がどのような思いでいるのか胸がつぶれる思いでしたし、報道で現地の様子を見て、さらに心を痛めていました。
　その年の4月初頭に、岩手で研修を行なう機会がありました。研修の前日の夜、ホテルの最上階の部屋に1人でいたときに、最大震度6強の余震が起こりました。揺れ始めた瞬間に停電し、その後、携帯電話の緊急地震速報の大きな音が鳴りました。私は、およそ立っていられない状態で、そのとき感じた怖さは自分が想像していたものとまったく違うものでした。
　「怖い」のレベル100だと思っていたら1000だった……というように、数値で表わせるものではありません。それまで、私が「怖い」としていた言葉では言い表わせない、別の感情が湧いていたのです。
　その後は、指が震え、タイプミスも気づかないまま、文章になっていない状態のメールを東京の知人に送りました。それを見た知人は、私がただごとではない精神状態だと感じたと言います。
　それまで、自分が体験したとしたら……と、テレビなどの情報をもとに想像をしていましたが、その怖さの次元の違いに愕然としました。

　「相手の気持ちをわかるということは、あなたはその相手が自分の思考の中に入るくらいの小さな人間だと思っていること。人のことは何万言費やしてもわかりえないが、そのうえでなお、わかろうとすることが大切」と私の師は言います。

人の気持ちをわかることができると思っていること自体が、相手を尊重していないということだと、私も頭ではわかっていましたが、このときの体験で、それを痛感しました。自分自身がその場にいたらどうなるだろう、どう感じるだろうと一所懸命考えていたとしても、その場に置かれたときの自分の状態はわかりません。
　自分のことですらそうなのですから、ましてや他の人がどう感じるかを理解しよう、わかろうということは到底無理なことなのです。

　それでは、どのように患者さんの気持ちを聴けばよいのか、見ていきましょう。

⑥ 患者さんの気持ちを受け取る聴き方のコツ

患者さんが本音を言うことをあきらめる背景

　医療者が患者さんに「聴き方の 12 パターン」で対応をすることで、「もうこの人は信じられない。こんな人に診てもらいたくない」と、患者さんがひどく傷ついてしまったという話をよく聴きます。
　ただ、「聴き方の 12 パターン」で対応したときに「その言い方はあんまりじゃないですか」と、患者さんが意見をして会話が決裂してしまうようなことは医療現場では少ないかもしれません。1章でお伝えしたように、患者さんは医療者とよいコミュニケーションができるようにいろいろと気を使ったり、遠慮をしているからです。
　医療者が患者さんへ「聴き方の 12 パターン」で対応した後もやり取りは続くため、コミュニケーションは滞りなく行なわれていると思い、自分の対応は問題ないだろうかなどと振り返る医療者はほとんどいません。

　しかし、実はこのとき患者さんは、「なんだか話さないほうがよさそうだ」「この人はわかってくれない」などと感じて「話さない」状態かもしれません。
　医療者側が勝手に話を進め、患者さんの思いや言いたいことがあることをくみ取らない場合には、患者さんは言いたいことがなくなったのではなく、「言わなくなった」のです。
　あなたの対応によっては、患者さんは「言っても仕方ない」とあ

きらめてしまうこともあるということを知っておきましょう。

　患者さんが本音を言っていなかったり、心に何か引っかかりのある状態を見極める1つのポイントは、質問と答えがずれているときです。
　「何か質問ありませんか？」に対する通常の答えは、「あります」「ありません」の2通りですが、「大丈夫です」と答える患者さんはいませんか？
　なかには「大丈夫です」が口癖の方もいますが、本当は何か言いたいことがあるけれど「言わないほうがいいな」と思っているときに、質問と合わない回答や曖昧な返答になることがあるのです。

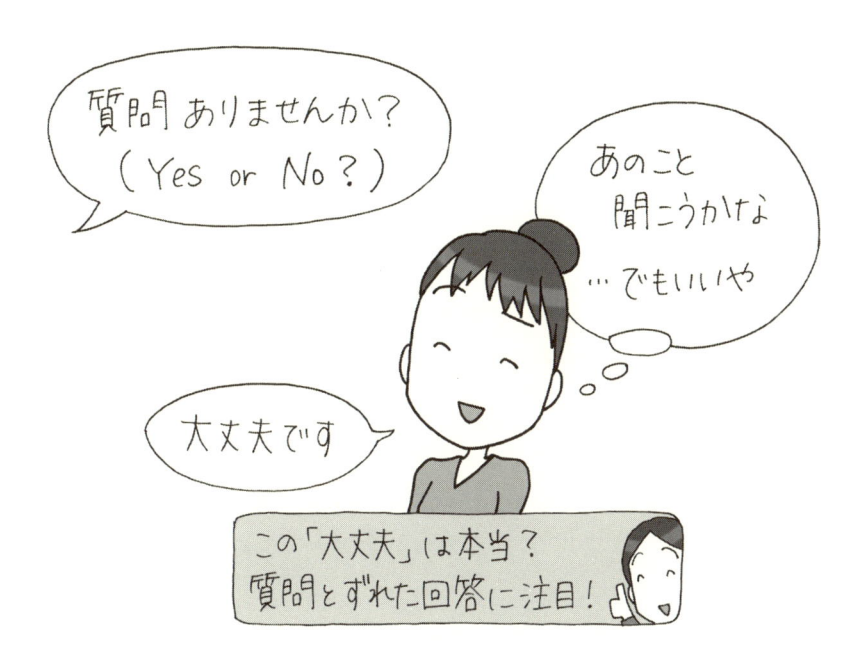

まずは「出来事の確認」をすること

　では、患者さんの悩みを聴いた場合、どのような対応が望ましいのでしょうか？　まずは、患者さんが話した「出来事の確認」をすることです。具体的には、「状態がなかなかよくならないのですね」「脳ドッグを受けられたのですね」などです。

　以下は、「出来事の確認」をするときに注意すべきポイントです。

・自分の感覚で勝手に変えない

　「家族との関係がちょっと気まずくて」と患者さんが言ったことを、「家族と仲が悪いんですね」と言い換えた場合には、「仲が悪いわけではないんだけど……。この人は私の話を聴いているのかな？」と、患者さんは感じます。

　なぜなら、患者さんに起こった出来事からずれてしまっているからです。「気まずい＝仲が悪い」とあなたは感じても、患者さんはそうは感じていないかもしれません。患者さんが話した言葉のニュアンスを変えないことです。

・相手と「一緒にいない」状態で言わない

　患者さんの話を確認するために、相手の言ったことをくり返さなくては！　と必死になって話すと、相手の言葉を覚えることで頭がいっぱいになり、患者さんと「一緒にいない」状態になってしまいます。すると、「あの人は『聴いています』アピールが強かった」などと患者さんは感じて、「自分の話を聴いてくれた」とは感じないかもしれません。

　患者さんの話を覚えてくり返せばいいんだからと、「一緒にいない」状態で言葉を間違いなくくり返したとしても、患者さんは冷た

さや違和感を感じます。

　患者さんの言葉をすべて覚えてくり返さなくても、患者さんと「一緒にいる」状態であれば、患者さんは「この人はしっかり聴いてくれる」と感じます。
　無言でうなずいて聴いているだけでも、あなたの患者さんに向き合う真摯な姿勢が伝わることもあります。
　患者さんが混乱しているとき、事実をしっかり確認したいときは、患者さんが話した事実をこちらからも言葉にして確認するとよいでしょう。

気持ちを汲んで受け取る

　人が悩んでいるときは、起こった出来事と、そこから湧く気持ちに悩んでいます。
　患者さんが悩んでいる原因の「出来事の確認」をした後に、「（あなたは）つらいんですね」「（あなたは）悲しいんですね」「（あなたは）不安なんですね」と患者さんが伝えたい気持ちを言葉にします。
すると患者さんは、「そうなんです。つらいんです」と自分がつらい状態であることを改めて認識することができます。そして、自分がつらい状態であることをあなたもわかってくれたと感じます。
　このとき、「つらいんですね、でも仕方ないですよ」などと、「聴き方の12パターン」で返答すると、患者さんはつらい状態をわかってもらえず、批判されているなどと感じ、思っていることを自由に言えなくなります。
　患者さんの気持ちを、あなたの思いや意見を入れずに「ただ受け取る」だけでいいのです。「今、そうなんだね」と、患者さんの言

葉や状態をそのまま受け取りましょう。相手が投げてきたボールをキャッチするように、相手の言葉や思いをただ受け取るのです。

　この、「ただ受け取る」ということは、小さな子どもが転んで泣いているときに、お母さんが「そんなに痛くないわよ」「我慢しなさい」と言うのではなく、「痛いの痛いの」(と言って、まず痛いということを存在させる)、「飛んでけ〜」と言うと、子どもはけろっとして、また遊び始めるのと同じ原理です。

　日本人は気持ちを言葉で表現することが少ないので、「なかなかよくならなくて……」と出来事だけを言い、気持ちを言わない患者さんもいます。また、本当は怖いのだけれど、「いえ、なんだか心配で……」と本当に自分の伝えたい気持ちは言えずに違うことを言う患者さんもいます。

　このようなときは、「なかなかよくならなくて、つらいんでしょうか」「手術を受けることに怖さもあるのでしょうか」と、こちらが患者さんの意を汲んで気持ちを言葉にします。

　すると、「そうなんです、実は怖いんです」と患者さんが言葉にしなかった、あるいはできなかった気持ちを受け取ることとなり、患者さんがその感情から受ける影響は少なくなります。

　もし、こちらが言った気持ちが実際の患者さんの気持ちと違っていた場合でも、「一緒にいる」状態で「つらいんでしょうか」と伝えた場合には関係が壊れることはありません。「いえ、つらいというよりも仕事を休まなくてはいけなくて困っているんです」と、患者さんが自分の状態や本音を言葉にしてくれます。

　時には、あなたが患者さんの気持ちを汲んで、「ただ受け取る」会話をすることで、「私、本当はこう思っていたんですね」と、患者自身も気づいていなかった自分の気持ちに気づくこともあります。

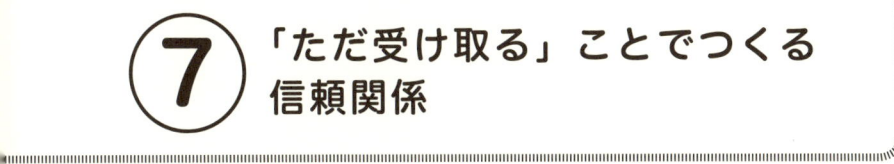

7 「ただ受け取る」ことでつくる信頼関係

受け取ってもらうと整理ができる

　以前、知人からこのような相談を受けました。
「私ネット上で、私の病気を専門に見ている先生に質問してやり取りをしているの。でも、最近、その先生が私のことを嫌いになったみたいで……。他の患者さんには優しく答えているのに、私が質問しても冷たく言い返されるの。この間は……。そして、こんなことも……」
　話を聴いていると、「先生の言うことはもっとも。けれど、あなたが嫌われているということはないと思うな。思い過ごしでは？」と、感じます。
　このようなとき、「いや、あなたの勘違いですよ」と伝えた場合、「なるほど、確かにそうですね」となる場合もありますが、こちらが言葉を尽くして説得をしても、「嫌われている」と思い込んでいる患者さんには伝わらないことがあります。
　「あなたはそう思うかもしれないし、確かに嫌われていないのかもしれないけれど、先生は私のことを嫌っているに違いないと思うの」などと答えて、自分の考えを曲げないでしょう。

　このような場合は、相手の言っていることを「ただ受け取る」ことで、こちらがどのように聴いているのかを、相手が気にせず話すことができます。すると、話しているうちに本人が自分で気づくこ

4章●患者さんと信頼関係をつくるコミュニケーション　135

とがあります。

「嫌われている」などと思うことで、患者さんの中に湧いてくる感情があるならば、まずは、その「悲しい」「頭にくる」などを「ただ受け取り」ます。

このケースの人の場合は、「実際に起こっていること」「相手が話したこと」「検査結果」など、事実に焦点を当てて話を進めました。
すると、「悪くなりそうだ」「先生はもう手の施しようがないと思っていそうだ」など、実際には説明されていないことを勝手に思い悩んでいたこと、それに対する先生の指摘を「冷たい」「嫌われた」と思い込んでいたということに、自分で気づき始めます。
医療者はこのとき、患者さんが話していることが「事実」に基づいているものか、患者さんがつくり出しているものかを見分ける必要があります。

CASE　「ただ受け取る」だけで行動が変わったケース

私の講師仲間の体験談です。
お父さんが体の不調を訴えているので、お母さんが心配して病院へ行くことをすすめているのですが、頑なに拒んでいます。最近はそのことで大喧嘩になってしまっているとのこと。
そこで、実家へ帰った際に、お父さんの思いを一緒にいて、ただ聴くことにしました。
すると、「検査を受けるのが怖いから」「悪い結果を聞きたくないから」「痛みが出ない日もあるし」など、行きたくない理由や、行こうとは思っていることを話し続けました。
彼女は一つひとつの発言に対して、「こうしてみたら」「そん

なこと言っていないで……」と言い返したくなる気持ちを横に置いて、ただお父さんの気持ちをただ受け取りました。

すると、お父さんが突然、「検査だけでも行ってみるかな」と言い出し、数日後には検査を受けることになったのです。これには、お母さんもとても驚いたそうです。

当日病院では、「痛いかもしれない」「悪い結果を聞きたくない」などの思いはあるけれど、そのことを一度彼女に話していたからか、その気持ちが出てきても、落ち着いて検査を受けることができたそうです。

> **POINT**
>
> 家族は患者さんのことを大切に思っている気持ちや、家族ならではの遠慮のなさから、思ったことをそのまま口に出す傾向があります。
>
> 医療者も、「患者さんのためだから」「そうしないといけないから」という思いから、患者さんを説得しようとすると、お互いに「ああ言えばこう言う」状態となってしまいます。患者さんのことを思うこと、それ自体が悪いわけではないのですが、そのようなコミュニケーションをとっていたら、患者さんが「じゃあ、病院に行こう」という結果が生まれるでしょうか？
>
> 患者さんの病気に対しての不安や恐れといった感情については、まずただ受け取ることで、それらの感情による影響は少なくなるのです。

4章●患者さんと信頼関係をつくるコミュニケーション

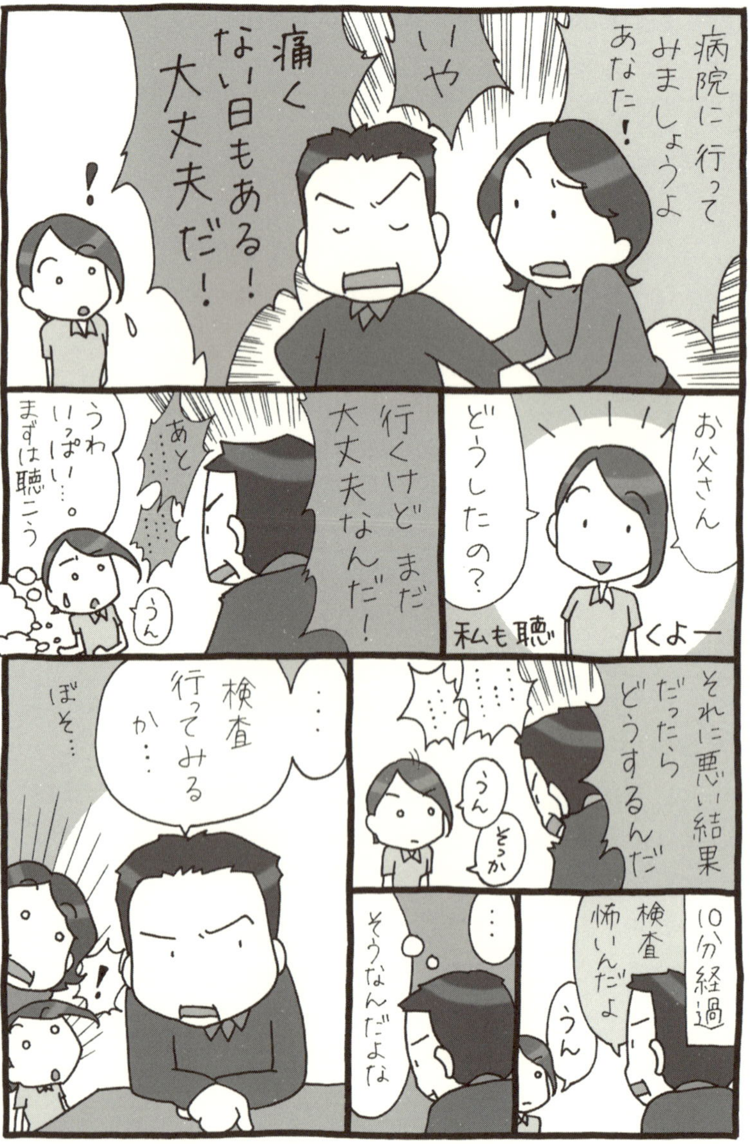
病院に行ってみましょうよあなた！
いや
痛くない日もある！大丈夫だ！
！
お父さん
どうしたの？
私も聴くよー
行くけどまだ大丈夫なんだ！
あと
うん
うわいっぱい…。まずは聴こう
それに悪い結果だったらどうするんだ
うん
そっか
…
検査行ってみるか…
ぼそ…
！
10分経過
検査怖いんだよ
うん
…
そうなんだよな

「ただ受け取る」ことが生む安心感

あるコミュニケーションの研修をしたときの話です。

その日は、「ふれあい囲碁®」という、囲碁を用いたコミュニケーションの体験研修を行なっていました。

1回戦が終わり、2回戦を始めようとしたところ、参加者Aさんが、「すみません。私、このゲームをやるのがつらいので、やらなくてもいいですか？」と発言されました。

それに対して私は、「はい。やらなくてもいいです」と答えました。

その後、その方はゲームを後ろのほうで見学されていました。

ゲーム終了後、Aさんは「1回戦のとき、私はまったく楽しめなくて見学したのだけれど、後ろで楽しんでいる皆さんを見ていたら楽しくなってきました」と発言されました。

すると、他の参加者Bさんが「実は、私も難しくてわからないし、このゲーム苦手だなと思って、苦痛だったんです。だから、私もやらないで見学しようかと思ったんです。でも、『やりたくない』というAさんの発言に対して、藤田さんが『いいですよ』と言ったやり取りを聞いて、なんだかほっとして。それで自分はゲームをやってみたら、それまでは全然楽しめなかったのに、とても楽しくなったんです！」と発言されました。

Bさんは、私とAさんのやり取りを聞いて、「何を言ってもいい、安心で安全な空間」であることを実感することができたのです。そして、Bさんは「苦手だな」という思いを持ったままゲームに参加することを自分自身で決断されました。実際にゲームをしてみると、楽しむことができたそうです。

私がＡさんの思いを「ただ受け取った」ことで、Ａさんに、そしてそれを見ていたＢさんに変化が起こったのです。

　人は、自分がいいものだと思っているものを人にすすめているときに、「やりたくない」と言われると「そんなこと言わないで、ゲームに参加してみてくださいよ」「この研修は、コミュニケーションをよくするためのものなんですから、ゲームに参加して体験しないと意味がないです」などと指示や命令をしてしまいがちです。
　医療現場でも、患者さんから「やりたくない」と言われた場合、こちらがよかれと思ってすすめていることほど、「なぜ、その治療を受ける必要があるのか」「運動をする必要があるのか」などの理由をつけて説得しようとしてしまいがちです。

　この例からわかることは、自分が思っていることを「そのまま話してもいい」と感じることができる場が大切であることです。
　そのような場では、当事者も他の人も、自分の思いを隠したり、閉じ込めることが必要でなくなります。そして、自分がどうするのかを冷静に検討できるようになるのです。
　あなたと目の前の患者さんの２人の関係だけでなく、診療室や、病院全体が「何を言ってもいい」という状態になっていると、人がそれぞれ持っている思いを横に置くことができます。
　これが、「この病院はなんだかいい（ほっとする、他よりも治るのが早い気がするなど）」と、患者さんに選ばれる理由の一つです。あなたの病院は、患者さんやスタッフが、「楽にいる」ことのできる空間になっているでしょうか？

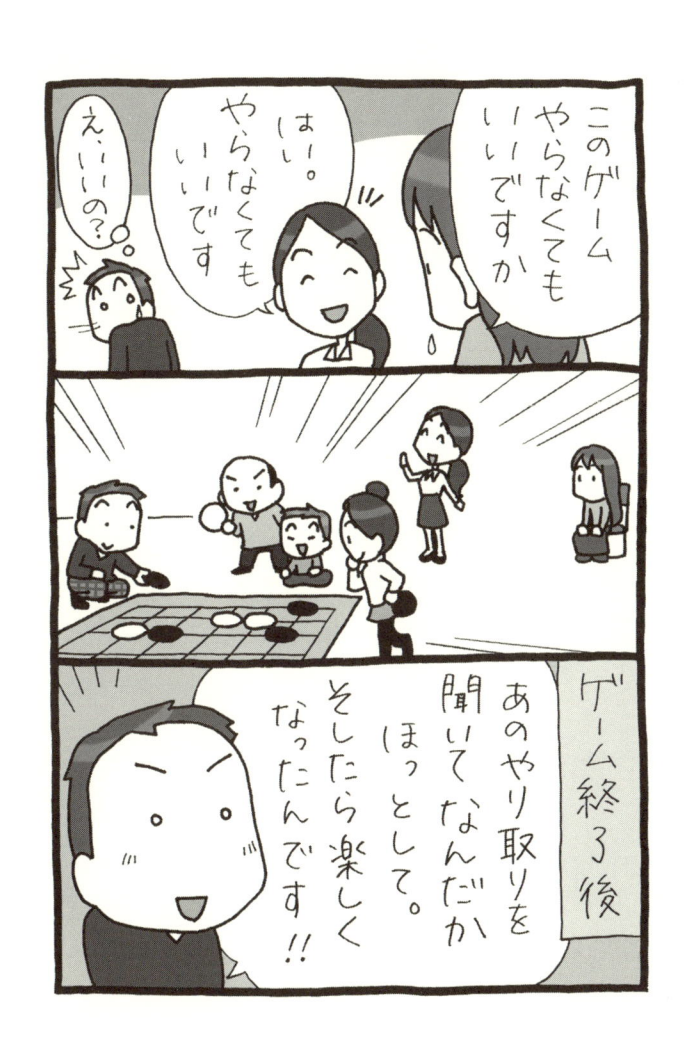

4章●患者さんと信頼関係をつくるコミュニケーション

8 「聴く」効果が出ないときの対処法

「ただ聴く」ために必要なこと

　私が研修先で、参加者からよく聞くのが、「これまでもコミュニケーションに関して勉強しました。ところが、学んだ通りにうなずいたり、黙って最後まで聴いたり、くり返したりしているのに、結局うまくいきません」という声です。
　実際、同じコミュニケーション・スキルを使っているのに、うまくいく人と、うまくいかない人がいます。
　なぜ、そのようなことが起こるのでしょうか。そして、どんなことに気をつければよいのでしょうか。

　私たちは誰かと話しているとき、次に言うことを考えていたり、相手の話から何かを連想したり、「それは違うのではないか」「これを言わないと」など、反応が湧いてくることが通常です。前述した通り、これは「一緒にいない」状態です。
　しかし、この反応をなくすことはとても難しいことです。価値観や意見の違う相手の言うことを理解しようとして聴くと、「とは言っても」という思いが湧いてくることも普通です。
　そのように思うのはよくない。患者さんのことを悪く思うなんて医療者として失格だなどと、自分の思いを封印し、そのように行動できない自分を責めたとしても、その感情があることには変わりありません。

ただ、自分にはそういう思いがある、患者さんはこう思っているというように、「ただそうなんだ」と受け取るように聴くことが、患者さんとの信頼関係をつくる一歩です。そのうえで、どう治療を進めていくかなど、具体的に検討していきます。

患者さんの話は最後まで聴かなくてはいけない？

　話が長い患者さんに困っているという話をよく聞きます。
　確かに忙しいときなどには、「早く話が終わってくれないかな」と思うことがあるかもしれません。特に診断や治療、ケアに直接関係がない話ではそのように思うことが多いでしょう。
　そのように思う気持ちがありながらも、「患者さんの話は最後まで聴かなければならない」と考えている人も多いようです。
　「話を最後まで聴くこと」で、患者さんにすっきりしてもらおう、信頼関係をつくろうとしているそうですが、実は、話を最後まで聴かなくても信頼関係をつくることはできるのです。

　「患者さんの話を上手に切るには？」という質問もよく受けますが、私が質問者された方に対してはじめに聴く質問はこうです。
　「話が長い患者さんの話をしっかり聴いているでしょうか？」
　すでに述べたように、この人の話は長い、面倒くさいと思って聴くのは、実は「一緒にいない」状態です。患者さんの話を聴くときには、「一緒にいない」と、患者さんは「この人は話を聴いてくれる」と感じてくれません。◯分間話を聴けばよいというものではないのです。
　まず「一緒にいる」状態になったら、相手の話を聴いている中で、話の切れ目があるはずです。その切れ目に、「ところで、これまで

の病気のことを聞きたいのですが」「今後の治療のことを話したいのですが」「では、治療を始めますね」とあなたが「行なおうとしていること」をただ伝えます。

このとき、必ずしも患者さんの話を最後まで聴かなくても、患者さんは「聴いてくれている」という感覚があれば、あなたの質問に答えてくださるはずです。

その際、どのような言葉をかけるかは5章も参考にしてください。

「聴く」ための空気をつくる

「とても素敵ね」という褒め言葉。この言葉を言う人が、心の底から思っているのか、あるいは嫌味なのかを感じ取る力を、私たちは持っています。

人は言葉以外からもあらゆることを感じ取っています。空気を読むことが日本人は得意だと言われてもいますし、私たちは場の空気を読むことを大切にしています。

ですから、「黙って聴いて、頷く」ことをしていても、心の中でどのように思っているのかを相手はなんとなく感じ取っています。

「この患者さんは面倒くさいな」「話がわからないな」などと、あなたが患者さんのことを思っていると、患者さんは、自分が具体的にどのように思われているかまではわからなくても、「なんだかよく思われていないのかな」ということくらいは感じ取っているかもしれません。

相手が話していることに対して、心の中で反応して言いたいことがあるにもかかわらず、我慢して黙って聴いている聴き方と、純粋に「ただ聴く」聴き方では、話している相手が受け取るものは大き

く異なります。
　私たちが患者さんの話を聴くときにも、「心をこめて聴きましょう」「相手の立場に立って聴きましょう」などと言われていますが、実際、患者さんにはどのように伝わっているでしょうか？
「あの先生、開業したばかりで、患者さんに気に入られようと必死よ」
「とにかくニコニコしていたけど、実際は話をあまり聴いてくれなかった」
　患者さんが感じたことが事実であるとは限りませんが、皆さんの本意でないことを患者さんに思われているかもしれません。

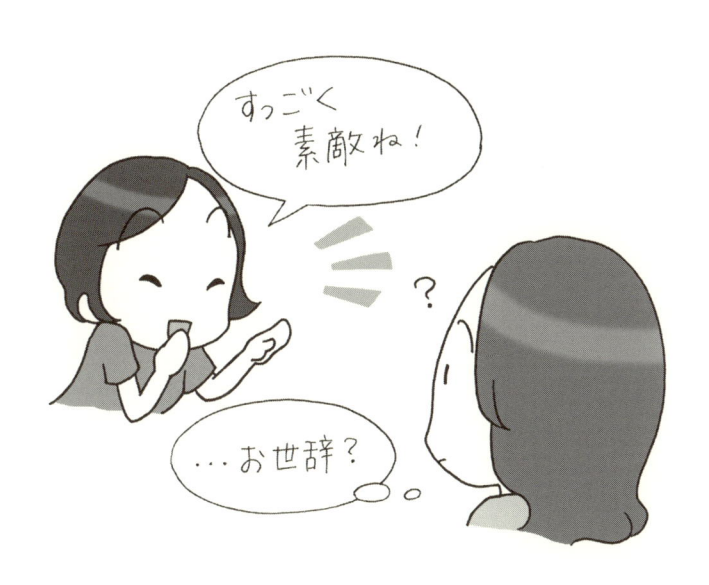

5章

患者さんの自発的な行動を促すコミュニケーション

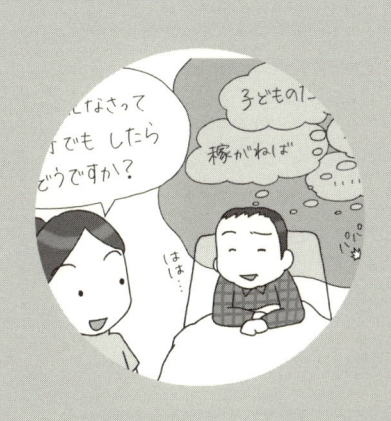

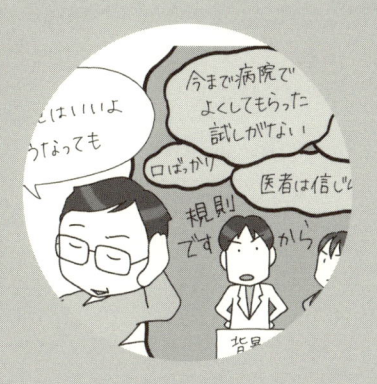

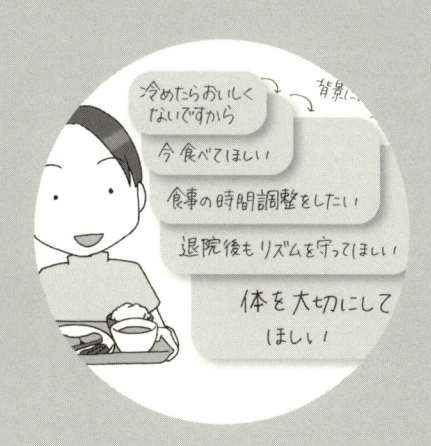

1 「話す」関係づくりをしよう

相手を聴いた後に話す、調和と触発

　「一緒にいる」状態で患者さんの話を聴き、患者さんの思いや訴えをつかむと、次は「話す」段階です。
　患者さんは、自分に心を向けて話を聴いてくれるあなたの話を聴く体制になっています。この時点であなたがプロの医療者として提供できるものを伝えます。
　患者さんの思いや訴えをしっかりと聴いてつかんだうえで伝えるので、患者さんには「この人は自分の思いや目的を理解してくれ、達成を共にしてくれる人だ」と感じ、この時点ではアドバイスや指示をしっかり受け取ることができる態勢になっています。

患者さんはあなたの伝えたいことが届く状態ですか？

　41 ページの CASE の患者さんが、「がんの告知を受けたとき、その場でいろいろ決めなくてはいけなかったんだけど、普段仕事をしているときのような冷静さで聴けるわけがない」と話してくれたことがありました。
　その患者さんはがんの告知を受け、診察室を出た後、廊下で看護師さんから、
　「今後どんな検査が必要か」

「年末年始がかかるので、検査を受けることができる日が限られていること」
「治療法、手術の種類にはどんなものがあるのか」
「手術を希望するのか」
「セカンドオピニオンは聞きにいくのか」
など、たくさんの決断を迫る質問をされたそうです。

　しかし、患者さんは、がんを告知されたことでアップセットしています。これまでも繰り返し述べましたが、アップセット状態では、言われていることをしっかりと聴いて、内容を理解し、検討することができません。
　医療者は、患者さんがなかなか決断できないでいると、それを助けようとして、さらに話し続けがちです。しかし、アップセットしている患者さんにその言葉は届かないのです。
　大切なことを伝えるときには、まず、患者さんがアップセットしているかどうかを見ることが大前提です。
　もし、アップセットしているようであれば、まずは「一緒にいる」「ただ受け取る」ことで、感情に影響されずに行動することができる態勢をつくりましょう。

② 患者さんの行動を促すインテンショナル・メッセージ

患者さんの治療を促す4つの項目

　本書では、患者さんにこちら側の伝えたいことをしっかり伝える方法として、「インテンショナル・メッセージ」をご紹介していきます。「インテンショナル（intentional）」とは、「意図的」という意味で、医療に限らず、人を引きつけ組織を拡大させたリーダーが才能を開花させたり、親が子どもの能力を引き出すために使われているコミュニケーション・スキルです。

　インテンショナル・メッセージは、①**背景・意図・ビジョン**、②**具体的事実・行動**、③**具体的影響**、④**偽らざる気持ち**の4つの項目から成り立ちます。
　インテンショナルメッセージを伝える際、基本的には自分（医療者）の視点から見た4つの項目を伝えます。その他に相手（患者さん）、第三者（家族など患者さんの周りの人、患者さんと同じ疾患の患者さんなど）の視点から伝えることもあります。

　以下、自分、相手、第三者の視点でのインテンショナル・メッセージの4つの項目はどのようなものかをまとめていきます。

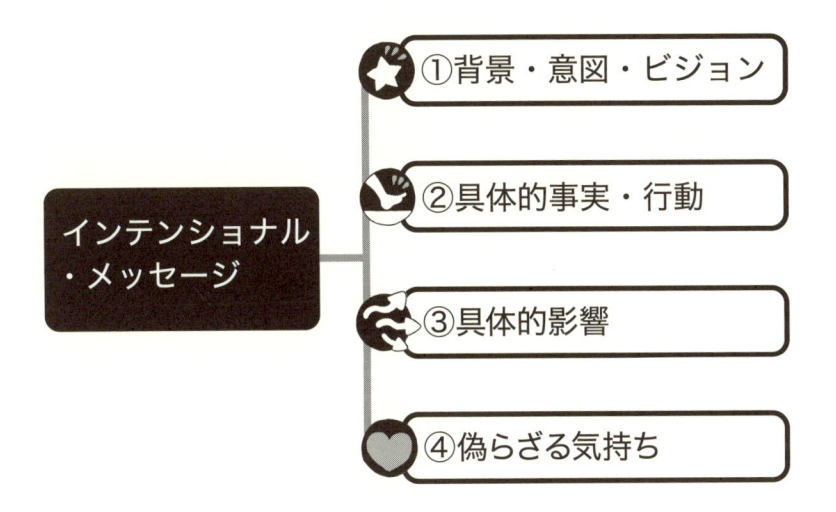

インテンショナル・メッセージの4つの項目

- ①背景・意図・ビジョン
- ②具体的事実・行動
- ③具体的影響
- ④偽らざる気持ち

インテンショナル・メッセージ

　　インテンショナル・メッセージの4つの項目

●自分（医療者）の視点
①背景・意図・ビジョン
　目標や目的、前提条件、医師をはじめ医療者のあり方、病院の方針。医療を提供するにあたって、どのような現状にあるのか（背景）、何を目指しているのか（意図）、どのような状態になってもらいたいのか（ビジョン）を説明する項目。
②具体的事実・行動
　問診や検査結果などから体に起こっている事実。治療やケアの内容。患者さんが行動した、行動するであろう、行動すると仮定した具体的な行動内容。

③具体的影響
　身体に起こっている事実から今後起きるだろう、起こることが想定される状況。患者の行動によって起きた、起きるだろう、起きることが想定される結果を描写する。
④偽らざる気持ち
　伝える側の、背景・意図・ビジョンが達成できた際の喜びや、達成できなかったときの残念な気持ちを描写する。

●相手（患者さん）の視点
①背景・意図・ビジョン
　患者さんの生活・仕事・家族・経済的な状況など（背景）、人生で何を大切にしているのか、どのような医療、治療を受けたい、あるいは受けたくないと思っているのか（意図）、健康になったら何をしたいのか、どのように現状を受け入れる、維持する、あるいは改善、回復していきたい（ビジョン）。
②具体的事実・行動
　患者さんが行動した、行動するであろう、行動すると仮定した具体的な行動内容。
③具体的影響
　患者さんの行動によって起こった、あるいはこれから起こるだろうと想定される結果。
④偽らざる気持ち
　伝える側の、背景・意図・ビジョンが達成できた際の喜びや、達成できなかったときの残念な気持ちを描写する。

　患者さんの状況がわかっているときには、患者さんにとっての4つの要素をインテンショナル・メッセージの中に組み込みます。
　また、患者さんに4つの要素をインタビューして、患者さんの思

いや行動を引き出すことを「インテンショナル・メッセージ的聴き方」と言います。これは、患者さんの考えをまとめたり、自発的な行動を促すことに役立ちます。

●第三者（患者さんの家族や、同じ疾患の人など）の視点
①背景・意図・ビジョン
　家族であれば、家族自身が、患者さんとのかかわりにおいて生活・仕事・家族・経済的な状況など（背景）、人生で何を大切にしているのか、どのような医療、治療を受けてほしい、あるいは受けてほしくないと思っているのか（意図）、家族の中でどのような役割を担ってほしいのか（ビジョン）など。
②具体的事実・行動
　患者さん、あるいは家族が行動した、行動するであろう、行動すると仮定した具体的な行動内容。
③具体的影響
　患者さんの行動によって起こった、あるいはこれから起こるだろうと想定される家族自身や、家族全体に起こっている影響。
④偽らざる気持ち
　家族の、背景・意図・ビジョンが達成できた際の喜びや、達成できなかったときの残念な気持ちを描写する。

　なかなか行動してくれない患者さんに「お孫さんがおじいちゃんの笑顔を見たいと言っていました」と伝えたところ、「孫に言われちゃ、しょうがないな」と、患者さんが治療に前向きになるような体験をされたことがあるのではないでしょうか？
　このように、家族など、患者さんとかかわりのある人の気持ちや状態を伝えることで、患者さんが自分の病気に対して自発的に取り組み始める場合があります。

「ピア・カウンセリング」という同じ境遇の人が話す患者会が存在する疾患や病院もありますが、同じ病気の人の体験談を聴くことは、「自分だけがこんなに大変じゃないんだ」「みんなが通る道なんだ」などの「気づき」や「触発」を生み、「力づけ」となります。
　医療者が患者さんに話すときにも、医療者視点で「大変ですね」「こうしたらいいですよ」と話す他に、他の患者さんの視点を医療者が代弁することで、患者さんの心に言葉が届くこともあります。

インテンショナル・メッセージはこう使う

　インテンショナル・メッセージは、告知する、検討してもらう、行動してもらうなど、あらゆる場面であなたの気持ちを相手に届け、そして相手が自ら行動を起こし始めるメッセージです。
　以下、医療現場で患者さんに理解し、納得して行動してもらいたいさまざまな場面でのインテンショナル・メッセージについて解説していきます。

　次のCASE ①〜⑧は、糖尿病で、食生活、運動などの生活習慣を改善する必要がある患者さんの例です。自分が糖尿病であり、やらなくてはいけないことは知っていて、これまでにも医師や看護師から散々指導されているけれども、病気に真剣に向き合わず、生活習慣も乱れたままとなっています。

> **CASE ❶　患者さんと治療に取り組む関係をつくる**
>
> **医療者**：「糖尿病の患者さんが少しでも快適に生活していけるようにとお話ししたり、看護しています。①背景・意図・ビジョン
> ○○さんは、今回の検査結果を見ると前回よりも数値が上がっています。②事実
> 　このペースで数値が上がっていくと、いずれ人工透析をしなくてはならないかもしれません。③影響
> 　私としては○○さんが人工透析をするようにはなってほしくないんです ④気持ち」

　患者さんに現状を伝える際に、「あれだけ食事制限するように言ったのに悪くなった」「指示を守らなかったらよくならなかった」など、つい、患者さんの意識や行動を悪く評価する表現を使ってしまうことがあるかもしれません。

　評価する表現が入ると、患者さんは責められたように感じ、「どうせがんばったって、そんなによくならないんだから」「先生は言うだけで簡単かもしれないけど、自分は大変なのに、何もわかってない」という反応になってしまいます。そこから「ああ言えばこう言う」状態に陥るかもしれません。

　患者さんに現状を自分事として認識していただくためには、患者さんがいい、悪いという評価的な表現を入れず、「事実」と「そこから起こる影響」をシンプルに伝えます。

> **CASE❷** 現状や問題を伝える
>
> 医療者：「糖尿病にはいろいろな合併症があります。
> ①背景・意図・ビジョン
> 　私はこれまでに、実際に足を切断する、目が不自由になる、脳梗塞が起きる患者さんを診ていて ②事実 、生活が不自由になったり、お仕事が続けられなくなってしまう患者さんの苦労を見ていると ③影響 、そうなる前に、私がしっかりと運動や食事療法にしっかり取り組んでいただけるようにお話ししていれば ②事実 防げたかもしれない ③影響 と思うと、残念なんです ④気持ち 」

　「このまま食事制限できないんだったら、足を切断するか、目が見えなくなるか、人工透析をすることになりますけど、いいんですか！」という言葉は、患者さんに、今のままだと大変なことになることを伝えれば生活習慣を変えてくれるのでないかという思いから出てきているものかもしれません。

　しかし、この言葉を言われても、自分のこととして考えられず、行動しない患者さんもいます。

　そこで、上記のようなインテンショナル・メッセージを言われた場合、患者さんは医療者がこれまで多くの患者さんを診てきたことで、これ以上自分の病状を進行させたくないという偽らざる気持ちを聴くこととなります。その言葉に、自分のことを真剣に思ってくれていると感じ、「確かに、今のままではまずいのかもしれないな」と、患者さんが自分事として考え始めます。

　また、患者さんは「仕事が忙しくて、食事制限どころではない」「自

分が家族を養わなければ、一家が路頭に迷うから、今まで通り働かなくてはいけない」など、運動や食事制限よりも大切だと思っているものを持っていることがあります。

　患者さんの背景や、大切にしている意図なども含めたメッセージを伝えることによって、一般論ではなく、患者さん個人へ届くメッセージとなります。

> **CASE❸　他の患者さんの体験を伝える**
>
> **医療者**：「○○さんと同じ業界のお仕事で忙しく、接待で取引先と食事をする機会が多い患者さんがいらっしゃったんですが（①背景・意図・ビジョン）、症状が悪くなられてお仕事ができなくなったときに（②事実）、仕事が忙しかったから仕方なかったけど、あのときに食べる量や食べるものも、もう少し気をつけることできたよなぁ、としみじみ言われていたんです（③影響）（○○さんには、この患者さんと同じようなつらさを味わってほしくないんです（④気持ち））」

　「忙しいから仕方ないと言われていますが、後で症状がひどくなってから後悔しますよ」という言い方では、「食事制限しないと大変なことになりますよ」という強迫・脅しの表現と同じです。

　似たような状況の患者さんがどうなって、どんな気持ちになり、どんな言葉を言われていたのか（具体的事実）、後悔されていた様子（具体的影響）などを、ただそのままお伝えすることで患者さんは事実と影響を冷静に聴くことできます。「ああ言えばこう言う」状態にならずに、「自分はどうかな」と、考え始めるきっかけにな

るかもしれません。

　このケースでは、③のメッセージで終わりにして、④の偽らざる気持ちを言葉にしていません。人間関係がしっかりとある場合には、メッセージを言うたびに偽らざる気持ちを言わなくても、あなたが患者さんを思っていることは伝わります。

　ただし、このようなメッセージを、（今すぐ食事制限しないと大変だと気づいてほしい。なんとか説得しよう）という思いを心の中に持ちながら、形だけのインテンショナル・メッセージで話すと、患者さんに「何とか説得しよう」というあなたの気持ちのほうが伝わってしまいます。

　説明しよう、なんとか変えようという気持ちを横に置き、伝えることが重要です。

CASE ④　患者さんの新たな行動を促す

医療者：「外食ができないから、お友達とも旅行ができない。本当は旅行がしたいとおっしゃってましたよね。 ①背景・意図・ビジョン
　〇〇さんはカロリーにさえ気をつけて、食べる量を考えれば ②事実 外食することは可能なんです。 ③影響
　カロリー計算が苦手とのことですが ①背景・意図・ビジョン、今はメニューにカロリー表示をしているお店もありますし、写真でどのくらいのカロリーがわかる持ち運びできる本もあります。 ②事実
　それらを活用して、外食を楽しんでいる患者さんはたくさんいます。 ③影響

ぜひ、○○さんがお友達と旅行に行って楽しんでいただきたいんです ④気持ち」

　これまでの患者さんとのコミュニケーションから、患者さんのことをつかんでいる場合には、患者さん視点の項目をインテンショナル・メッセージに取り入れます。
　そうすると、患者さんは自分自身の背景を理解し、どうなりたいのか（意図やビジョン）を達成するために、この先生は話をしてくれていると感じます。
　「この先生がそんなに言ってくれるなら、自分がなりたい状況になるためでもあるし、行動しようかな」と思い始め、患者さんが新たな行動をすることにつながるのです。
　患者さん視点を取り入れたインテンショナル・メッセージを伝えるためには、患者さんのことを知ろう、話を聴こうなど、患者さんのことを思ってコミュニケーションをし続けましょう。
　また、患者さん視点の項目をインタビューの形で聴き出しながら、インテンショナル・メッセージをつくり上げると、その過程を共にすることもでき、効果が上がります。

CASE ❺　患者さんが治療法に疑問や不安を持っているとき
　（インスリンは一度打つとやめられない。だから何が何でも取り入れたくないと思っている患者さんへ対して）

医療者：「以前インスリンの注射はしたくないと言われてらっしゃいました。①背景・意図・ビジョン

5章●患者さんの自発的な行動を促すコミュニケーション

> 　運動と食事制限に気をつけて、インスリンの注射をすることで(②事実)、今よりも状態がよくなると、さらに食事の幅が広がります。(③影響)
> 　また一度打ち始めると一生やめられないとは(③影響)限りません。(①背景・意図・ビジョン)運動や食事制限をすることで(②事実)、インスリンの注射を止めてお薬を飲むだけに改善するケースもあります。(③影響)
> 　○○さんも、同じようにインスリンを打たなくてもよくなる可能性もあります。(③影響)
> 　私としては、お友達との旅行や食事も楽しんでいただけたら(③影響)うれしいと思っているんです。(④気持ち)
> 　他に気になることや、難しいだろうなと思うことはありますか？」

　インテンショナル・メッセージは、常に4つの項目を言わなければいけないわけではありません。また、一巡して終わりではなく、何度かインテンショナル・メッセージを繰り返して話すこともあります。

　「そんなに食事がまずくなるんなら、好きなものを食べて早死にしたほうがましだ」と言い、指導を受け付けない患者さんもいます。
　「早死にしたほうがましだ」という発言にそのまま返答していくと、4章の「聴き方の12パターン」で紹介した会話が始まり、「ああ言えばこう言う状態」に陥る可能性があります。
　患者さんがこのような発言をしたときには、なんとかしようとするのではなく、あいづちとともに、患者さんの話をただ受け取ります。患者さんはこれまでにつらい思いをしてきたのかもしれません。

あるいは毎回、指導を守れないことを家でも病院でもがみがみ言われることにうんざりして逆切れのような状態になっているのかもしれません。まずそう思っている患者さんの話をただ聴きます。

そして、患者さんが落ち着いた後、あるいは場所や日にちを変えて以下のように話してみます。

> **CASE ⑥　患者さんが開き直ったとき**
>
> **医療者**：「そうおっしゃる患者さんは多いです。確かにお食事が味気なくなるようなことをいつもお話ししていますよね。
> ①背景・意図・ビジョン
> 　ただ、この病院には経験豊富な栄養士がいるんです。
> ②事実
> 　味つけの工夫など、ほんの少しのことで、『おいしくなった』『外食の際に気をつけるべき点がわかった』『周りの人に気を使わせない自分の状況の説明の仕方がわかった』など、患者さんからは『もっと早く知りたかった』という声をよく聴きます。
> ③影響
> 　味見ができる日もあるので、一度話を聴いてみていただけるとうれしいです ④気持ち 」

繰り返しになりますが、「早死にしたほうがましだ」という言葉や他の思いをしっかりと聴かずに、すぐ続けてこのメッセージを言うと、「ああ言えばこう言う」状態に陥るので、注意が必要です。

CASE ❼　患者さんに選択をしてもらう必要があるとき

医療者：「○○さんにとって最善の方法を選ぶことができたらと思います。 `①背景・意図・ビジョン`
これから説明をしますので `②事実` 、わからないことや、こっちを選ぶとどうなるの？

食事や仕事などの影響はどうなの？　など、気になることはどんどん聞いていただくことで `③影響` 、○○さんが納得される方針を選んでもらえたらうれしいです。 `④気持ち`

今の状態を把握して、今後の治療方針を検討するために検査をしました。 `①背景・意図・ビジョン`

今回の検査の結果を見ると、人工透析を始めることも視野に入れる必要が出てきました。 `②事実`

これまでもお話ししてきましたが、人工透析を始めることによって、生活にさまざまな変化が出てきます。どのような状態になるかご存じですか？ `③影響` 」

（患者さんが、時間や生活、仕事のことなどを答える）

医療者：「他に心配なことやご不明なことはありますか？
（ `②事実` と `③影響` を確認）
○○さんのおっしゃる通り、こういうことが考えられます。心配されていた○○については……（その他に変化が起こることや、その影響について説明 `②事実` `③影響` ）

来月から人工透析を始めるか、あるいは、今より運動や食事制限を行なうことで人工透析を行なわずにコントロールするかですが `②事実` 、運動や食事のコントロールは今までよりも少し大変になるかもしれませんが `③影響` 、栄養士も協力するこ

ともできます。ご自身で管理される方法も今なら選ぶことができます。どうされますか？」

　患者さんに選択をしてもらうときには、事実とそこから起こる影響をただ伝えるようにします。
　また、慢性疾患で病気との付き合いが長い場合には、患者さんもいろいろな知識を持っていたり、「自分はこうしたい」という思いを持っていることがあります。
　このようなケースでは、こちらから一方的にインテンショナル・メッセージを伝えるのではなく、患者さんに質問をします。これが「インテンショナル・メッセージ的聴き方」です。

　患者さんに質問することで、こちらは患者さんが何を知っていて知らないのか、疑問に思っていることはあるのかなど、情報を知ることができます。
　また、質問されて話す患者さん自身も、質問に答えることで自分の知っていることや思いを整理することができるので、治療法などを選択することに役立つのです。

CASE ❽　患者さんに重大なことを伝えるとき
　（⑦の例のように人工透析か自己管理かを選ぶ猶予がなく、人工透析を始める必要があることを告知する場合）

医療者：「○○さんの状態だと人工透析を始める必要があります。①背景・意図・ビジョン

5章●患者さんの自発的な行動を促すコミュニケーション

> 　人工透析を始めると、時間がかかり ②事実 生活に制限が出てしまうことはご存じだと思うのですが ③影響 、〇〇さんの今までの生活からの変化が少なくなるように、看護師や栄養士などが相談に乗ることで ②事実 、少しでもスムーズに始めることができると ③影響 安心です ④気持ち 」

　告知をするときには、患者さんが「いる」状態なのか、聴くことができているのかどうか、話し始め、話している途中、話し終わったとき、どのタイミングでも気にかけておくようにしましょう。患者さんがどこかのタイミングで「いなく」なって話を聴けなかった場合や、驚きや悲しみなどの感情がたくさん出てきたときには、「ただ受け取る」コミュニケーションをする機会をつくることをおすすめします。

　それでもアップセットした状態のまま、クリアになることができない場合は、メモ書きしたものを渡したり、診察室を出た後に看護師など他のスタッフがフォローをするなどの対応をするとよいでしょう。

3 インテンショナル・メッセージが伝わるためのポイント

> 患者さんの背景・意図・ビジョンをつかんでいますか？

「早く退院して、家でゆっくりしたいでしょう」「元気になって旅行でもしたらどうですか」など、回復や改善した先にどんな生活が待っているのか、魅力的なのかを話すことがあると思います。

はたしてその内容は、目の前の患者さんにとって本当にしたいことでしょうか？　旅行よりも、休んだ分、働いて子どもの進学費用を稼がなくてはならない、もともと旅行は嫌いなど、患者さんにはさまざまな事情があります。

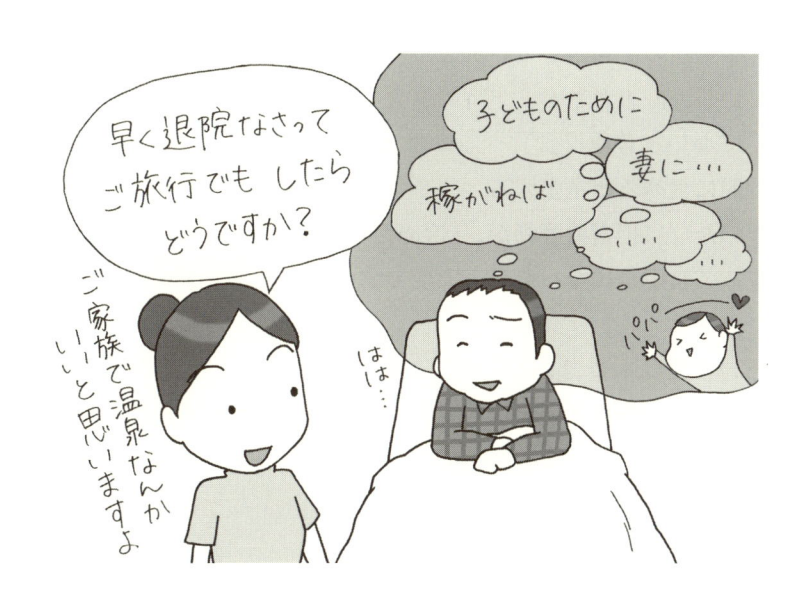

5章●患者さんの自発的な行動を促すコミュニケーション　165

患者さんとの信頼関係のもとに、患者さんの立場に立った医療を提供するためには、患者さん本人がその背景・意図・ビジョンを達成できるようにかかわっていくことが重要です。

　患者さん一人ひとりの思いを引き出し、各々に対応する姿勢で接していると、患者さんは「この人は、自分のことを考えてくれている」と感じ、あなたを信頼してくれます。
　外来の短い診察時間の中で、必ずしも患者さんの人生のやりがいを聞き出さなければならないというわけではありません。やりがいの中身まで聴くことはなくとも、単に疾患を治しているのではなく、患者さんにいきいきと毎日を過ごしていただくためにサポートしているという姿勢が大切なのです。

あなたの背景・意図・ビジョンを伝えていますか？

　食事療法の一環として、決まった時間に食事をすることに取り組んでいる入院患者さん。定時に夕食を持っていくたびに「まだお腹すいてない。普段夕食食べるのは23時過ぎだから」と言って、遅い時間に食べると主張する。
　そのたびに担当看護師が、「冷めたらおいしくないですから」「悪くなって食中毒になったら、大変ですから」と、食事を促していました。
　その言葉は本音でしょうか？　看護師であれば、「患者さんが退院後も自分の体を大切に扱ってもらうために、食事の時間を調整する」ために時間に持って行っているのです。
　「病院で決まっている時間ですから」と言うことも事実ではありますが、それは病院側の事情です。

「冷めたらおいしくないですから（食べてください）」。この発言が出た元を掘り下げていくと、「今食べてほしい」「入院中に食事のリズムを整えたい」「そのことで退院後も食事の時間を一定にしてほしい」、さらに掘り下げると、「自分の体を大切にしてほしい」という意図が見えてきます。

皆さんは、医療現場で、患者さんのことを考えて仕事をしていると思います。今、自分が患者さんにしている言動の背景は何なのか、今一度振り返ってみてください。日々忙しく業務をしていると、忘れてしまいがちなことでもあります。

この例のように、1つのことを掘り下げることで、あなたの本当の意図が見えてきます。それによって仕事へのやりがいも増すかもしれません。

たくさんの「影響」を見つけよう

医療者側の「そういう決まりだから」「エビデンスがあるから」というのは事実ですが、専門家ではない患者さんにそのことを伝えても、「確かにそうなんでしょうけど……」と心に届かず、行動につながらない場合があります。

実際に、食事制限、服薬、リハビリなどをすることでどのような影響があるのか、あなた自身、考えたことはありますか？

「人に影響を与える立場の人間は、1つのことを伝えるには、その背景を30以上持たなければならない」と私の師は言います。

食事制限であれば、糖尿病の状況が落ち着く、倦怠感が減る、薬の量を減らすことができる、規則正しい時間となることで生活のリズムがよくなる、食べすぎたときよりも思考がはっきりしてくる

……。食事制限やリハビリをすること、しないことの影響を、医学的な見方にとどまらず、患者さんの生活からも考えてみましょう。

　最低でも 30 個は見つけてみてください。そこまで探ったあなたの言葉は、厚みが出て患者さんに届きやすくなりますし、この患者さんにはこのメリットを話してみようと、患者さんに合わせて話を進めることができるようになります。

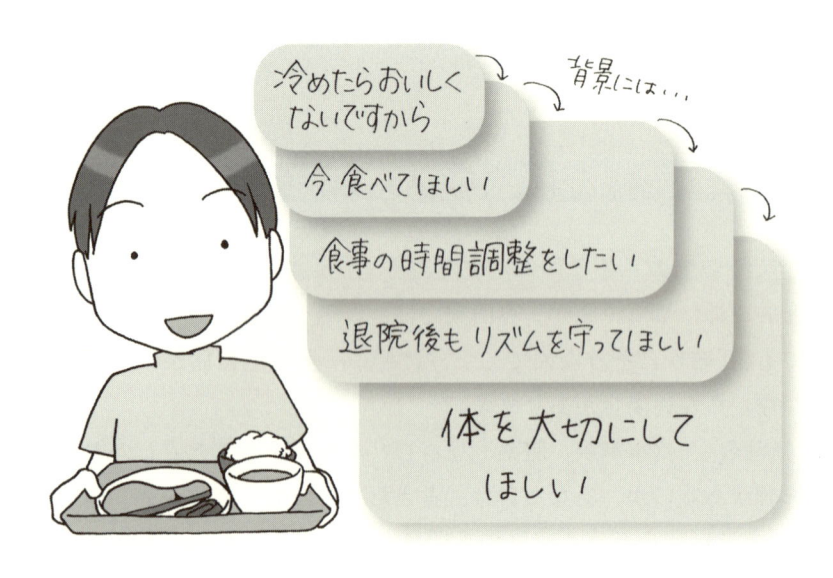

「偽らざる気持ち」を伝える価値

「うれしい」「ほっとした」「安心した」「よかった」「心配だ」「残念です」……。人として患者さんにかかわると、たくさんの感情が出てくると思います。

毎日の仕事の中で感じないようにしたり、感じているけれども患者さんに言ってはいけない気がするなどの理由で、医療現場では「偽らざる気持ち」を伝えない医療者もいます。

日々、「偽らざる気持ち」を言っていないために、研修の参加者に「どんな気持ちですか？」と尋ねても、なかなか答えが返ってこない人がいます。

これは、本音を言うこととは違います。インテンショナル・メッセージで伝えようとしている「治療をしっかり受けてもらいたい」「生活習慣を変えてもらいたい」ことが達成できた（あるいはできなかった）ときに、どのような気持ちであるかを伝えるということです。

患者さん本人を診ずに、疾患だけを診ていると、「偽らざる気持ち」は出てきにくいものです。「偽らざる気持ち」がすぐに思いつかない方は、現場で働く中で、自分にはどんな思いがあるのかを観察することから始めてみてください。

繊細な状態の患者さんを傷つけるのが怖くて、何も言わないようにしている人もいると思います。確かに、不用意な言葉は患者さんを傷つけます。大切なのは、患者さんのことを思っている姿勢で伝えることです。

はじめは、「うれしい」「悲しい」など、感情をストレートに表現

する言葉でなく、「よかった」「ほっとしました」「気になっていました」などのフレーズを伝えることから始めてみるといいかもしれません。

ぜひ、あなたの患者さんへの思いを少しずつ届けてみてください。あなたが患者さんのことを思っていることが伝わると、患者さんの反応が変わってきます。

言っても言っても伝わらない人

「もう俺はいいよ」「そんなに食事制限をするくらいなら悪くなってもいい」など投げやりなことを言う患者さんがいます。

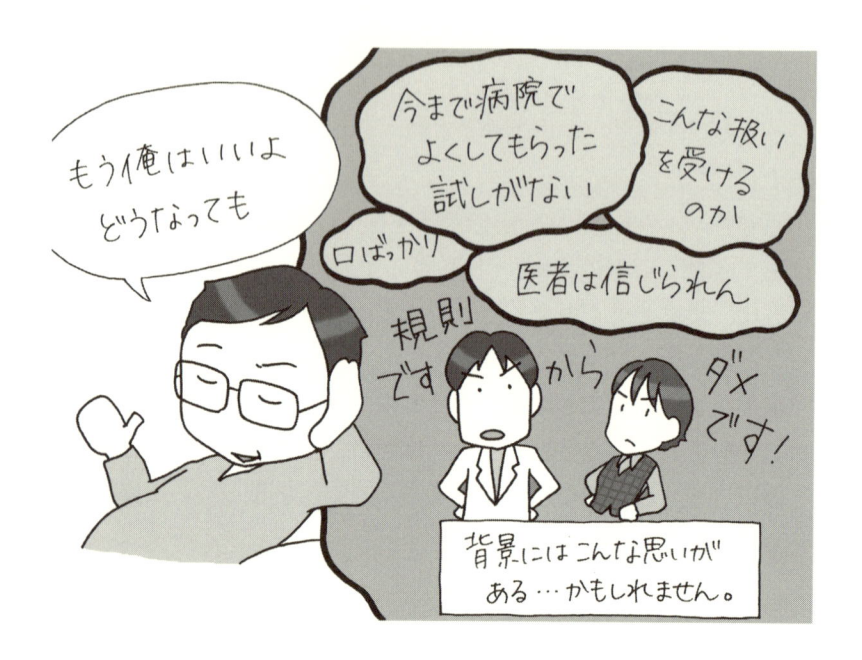

人の価値観はそれぞれです。そしてこれまでのつらい体験や、医療者とのコミュニケーションでくじかれたことがあった経験などから、絶望したり、あきらめたり、憤慨しているのかもしれません。患者さんの本音は、本人も気づいていない、別のところにあるかもしれません。

　このような方の場合には、前章で説明した「でも、よくなったほうがいいですよ」など、「聴き方の12パターン」の返答を行なわず、「一緒にいる」「ただ受け取る」を続けてみることで、様子が変化し、患者さん自身が気づいていなかった思いに気づくことがあります。

患者さんに伝わっていたとしても補足する

　「薬を飲んでください」「バランスよく栄養をとってください」など、患者さんへ指示することで、患者さんがその通りに行動するケースもあると思います。そのような場合でも、インテンショナル・メッセージの4つの項目をもとに、複数の影響を探究しておくことが大切です。

　たとえば、歯科衛生士は患者さんに「歯みがきは大切です」と言います。当然、その言葉でみがく人もいれば、みがかない人もいます。そして、同じ言葉であっても、歯が患者さんにとってどれだけ大切か、歯や歯ぐきを健康に保つこと、あるいは悪くしてしまうことの影響をたくさん見つけているかどうかによって、結果は変わってきます。

　患者さんの歯や歯ぐきを守るためにケアをするとしている歯科衛生士の言葉と、ただ言っているだけの歯科衛生士の言葉では、患者さんに届くものや、その後の行動に大きな差が生まれるのです。

どんなあなたが伝えているのか

　「伝える」をテーマにしたセミナーで、参加者の方に、誰に何を伝えたいのかということを聞いていくと、「ワンマンな上司のやり方に対して、ぎゃふんと言わせたい」「患者さんのためには、他職種の人と会話をしなければいけないと思うのだけれど、もう、あの人とは話したくない」などの本音を聞くことがあります。
　そのような人が、自分の言いたいことを「相手が自発的に行動を起こす伝え方＝インテンショナル・メッセージ」の項目通りに伝えても、相手に届きません。
　それは、「ぎゃふんと言わせたい」「この人はどうせ話しても無駄」という思いがあると、その思いが相手に伝わるからです。
　相手には、思考してつくり上げたインテンショナル・メッセージよりも、「自分を快く思っていない人」という思いのほうが伝わります。

　セミナーでは、「伝わらない」相手の方に対してどんな思いを持っているのかを参加者同士で言い合いました。
　「頭にくる」「実際に言ったら相手にどう思われるだろう」「味方はいるだろうか」「どんなに工夫して話したって無駄だと思う」……。もちろん、聴く側はそこで出た発言に対して、「そんなことは思ったら、相手が言うことを聴くはずがない」などと思いが湧いてきても横に置いて、ただ受け取るようにします。
　すると、「ぎゃふんと言わせたい！」と息巻いていた人が、「私、みんなで仕事を円滑に進めたいだけなんです」と穏やかな表情で話すように変わりました。

相手の人と話す前に、自分自身にどんな思いがあるのかを出してみることが大切です。

　その思いを、「ただ受け取ってくれる」人に聞いてもらうことで、感情を横に置いて、相手と適切なコミュニケーションをすることができるようになります。

　いつ、どのようなときにもインテンショナル・メッセージの形通りに話をしなければいけないわけではありませんが、この項目に合わせて自分自身を探究すると、日々の感情にとらわれて見えなくなっていたあなたの思いを知ることもできます。

④ 患者さんは本当に言いたいことが言えていますか？

コミュニケーション・ラインの確保

　患者さんは、治療を受けると決めるとき、あるいは治療を受けているときに、質問や要望などが出てきます。
　しかし、「先生は忙しそうだから言えない」「こんなことを言ったら気分を悪くされるのではないか」「以前言っても聴いてもらえなかった」などの理由から、自分の言いたいことを言いにくいと感じ、言えないまま我慢してしまいます。そして、なぜ今の治療をしているのかわからないまま、先生に言われたからという理由で治療を続ける人もいます。
　これでは、患者さんとの関係を大切にした治療をしていることにはなりません。

　同僚や家族などとの人間関係においても、私たちは相手に言いにくい、言うのを我慢していることがあります。そして、患者さんが医療者に対して感じている言いにくさはそれよりも大きいものがあります。
　では、どのようにすれば、患者さんは思っていることを言ってくれるのでしょうか？

　たとえば、「何か気になることは、ありませんか？」「他に質問はありませんか？」と質問をしたとします。

この質問をして、言いにくさを感じている患者さんが話してくれると思いますか？
「他にありますか」
「えっと……（このことを言おうかな？　まぁ、言わなくてもいいか）、ないです」
　このような会話は、医療現場でしばしば起こっています。

　患者さんは、病院にいる緊張、医療者と話しているアップセットから、自分が何を話したいのか忘れてしまったり、思いつけません。また、医療者には自分の意見を言ってはいけない、言われたことをただ守るべきだなどという価値観などという価値観を持っている患者さんもいます。
　このように、医療現場には、患者さんが「他にありますか？」と尋ねられたとき、言いたいことがあるのに言えない状態に陥ってしまう要因が、日常過ごしている場所よりもたくさんあるのです。

　言いたいことや質問したいことがあったときには、自分の思っていることを相手に伝えることができ、相手から言いにくいことを言われたとしても関係を壊さない（機嫌を悪くしたり、関係を断ち切らない）、ことを患者さんに約束することを「コミュニケーション・ラインの確保」と言います。
　何より大切なのは、患者さんと「一緒にいる」ことで、何を言ってもよい状態をつくることです。
　以下は、「一緒にいる」ことで、患者さんが本音を言った会話例です。

「○○さんに納得して、最善の治療を受けていただきたいと思っています。治療について、ご質問やご希望があるときには『言った

ら申し訳ない』『こんなこと言ってもいいのか』『このくらいのことは自分で我慢しないといけないのかな』『こういうことはどうだろうと先生に提案するのは失礼かな』など思うことがあるかもしれませんが、何でも言ってくださると助かります。

忙しくてその場で十分に聴くことができないというようなこともあるかもしれませんが、その場合には改めてお話しする時間をとるか、看護師などから説明するなどします」

患者さんには、どんなときに、どんなことが言いにくいのかを想定して、言葉で伝えましょう。そして、話してもらえると助かるということを伝えると、患者さんは「それならば」という気持ちになり、本音を言ってくれるようになります。

CASE　患者さんが言わずにいたことを話してくれた

90歳代の女性で、大腿骨頚部骨折後、手術をした患者さんの例。リハビリは順調に進んでおり、術前レベルまで歩行能力が回復しそうです。

看護師の間では、この患者さんが水分をとらないことが課題となっていました。

「お茶を全然飲んでくれなくて、何回言ってもダメなんです」

と、なかには怒っている人もいました。また、認知症だから仕方ないとあきらめる人もいました。

認知症は軽度であり、そんなに問題にはならないレベルです。名前も覚えているし、リハビリのことも理解しているし、リハビリの時間も覚えています。また、トイレに行くためにナースコールも使えています。

この理学療法士は、お話をきちんと聴けていないのではと思い、会話をすることにしました。

理「お茶飲みますか？」
患「いや、いらん」
理「……」
患「おしっこがしたくなるから」
理「そうなんですね。おしっこがしたくなるんですね。」
患「そう。何回もトイレに行かなくちゃいけないでしょう？1人でトイレに行ったらいけないから、毎回看護師さんを呼ばなくちゃいけない」（この病院では、トイレまでの歩行は転倒予防のため、看護師が付き添うようにしています）

　この患者さんは、看護師に気を使っていたのです。そこで、理学療法士から、インテンショナル・メッセージをもとに、このようにお伝えしました。

　「〇〇さん。水分をとることで ②事実 おしっこがしたくなりますよね？ ③影響
　それでいいんですよ。 ④気持ち
　いっぱい水分をとって、いっぱいおしっこを出すことで ②事実 健康管理ができるんです。 ③影響
　また、看護師も「気にせず呼んで」と言っています。 ②事実
　トイレに何度も歩いて行くこともリハビリになりますし、早く帰ることができるようになるかもしれません。また、歩行がうまくなれば、1人でトイレにも行けるようにもなります。 ③影響
　そうやって〇〇さんが1人でトイレに行ったり、早く退

5章●患者さんの自発的な行動を促すコミュニケーション　177

院して家に帰ることができたら、私はとてもうれしいです
④気持ち」

　理学療法士は、この会話のことを看護師と共有しました。以下は、共有した後の患者さんと看護師の会話です。

看「気にせず、何回呼んでくれてもいいですよ」
患「本当にいいの？」
看「いいですよ。ご遠慮なく」

　その結果、次のリハビリの際には、この患者さんは自分でお茶を飲むようになりました。水分摂取量のチェックを見ると、翌日には倍以上になっていました。リハビリにも笑顔で参加され、予定よりも早く退院されました。

> POINT
>
> 　おそらく看護師は、これまでも「お水飲んでね」と何度も患者さんへ伝えていたでしょう。トイレへの介助もすることも、患者さんのための看護として、行なっていたかもしれません。
> 　しかし、この患者さんは看護師の言葉は聴いていても、気を使って水分摂取を控えていたのです。
> 　「一緒にいる」「ただ聴く」をした理学療法士さんには本音を言うことができたようです。
> 　その後、理学療法士がインテンショナル・メッセージを伝え、看護師に事情を共有。「患者さんは自分たちに遠慮をしていた」という事実を看護師が知ったことで、「何で

言ってくれなかったの？」などと患者さんを責めたりすることはなく、患者さんの水分摂取が増える結果につながりました。

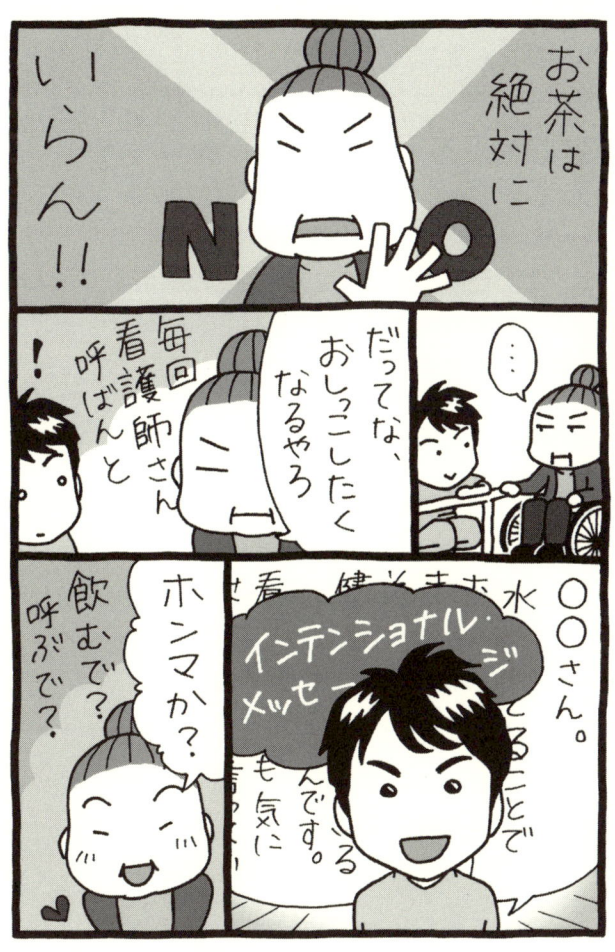

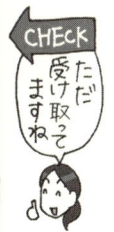

患者さんの質問への答え方

　ある医師が、患者さんから自分の病状や、今後の治療の流れについて質問をされました。質問をされた医師は、「患者さんが自分の体に興味を持って質問をしてきてくれた。しっかり答えないといけない」という思いから、丁寧に、そして本人が理解できるであろう言葉を使って話をしました。
　ところが、その患者さんは診察室を出て受付に行くなり、「ところで、私は次回以降、何をするんでしょうか？」と質問したのです。

　2章でも触れましたが、患者さんは冷静に見えても、アップセットしていて、あなたの話を聞けていないことがあるのです。
　医療者は、「わかりやすく説明する」ことに努力をするのも大切ですが、目の前の患者さんが話を聞いて理解したり、決断できる状態にいるのかどうかを把握することが大切です。

　また、大人の患者さんの場合には、日常会話の作法として「はい」「わかりました」など答えることができます。
　皆さんも頭が他のことでいっぱいのときには家族が話していることを、ほとんど聞かないままに「うん。わかったよ」と答えていることはありませんか？
　患者さんがあなたに「はい、わかりました」とはっきりとした口調で答えていることと、本当にその話の内容を理解したかどうかには、ずれがあることがあります。
　ですから、患者さんがこのように返事をしたら、話を聞いているなど、患者さんの言動からしっかりと話を聞くことができていたかどうかを決めるわけにはいきません。

電子カルテの入力をしている手を止めて、次の患者さんの対応をどうするのかなど考えることを一度やめて、目の前の患者さんと向き合う瞬間をつくってみてください。

そのときに、今、この患者さんには何があるだろうか？　自分の話を聞く余裕があるだろうか？　と感じ取ってみてください。

> **COLUMN**　医院の特徴を説明して親しみを与えよう
>
> 　あなたの医院の方針は何でしょうか？　この方針をインテンショナル・メッセージに当てはめて伝えることで、患者さんへこの病院へ行くと、「どのようなことをしてくれて」「結果どうなるのか」が伝わります。
>
> 　たとえば、「最新の機器が揃っています、すごいでしょう」と言われただけでは、患者さんは、「そりゃ最新機器のほうがいいだろうけれど、何がいいのだろうか？」と、具体的なメリットがわかりません。そのようなときには、「新しい機械は高そうだけれど、その分、治療費に上乗せしているのではないか」と、邪推されてしまうかもしれません。
>
> 　最新機器が揃っていることをアピールする場合について、5章でお伝えした「インテンショナル・メッセージ」をもとに考えてみましょう。
>
> 　そのためには、何のために最新機器を揃えているのか、①背景・意図・ビジョン 、最新機器があることで ②事実 どのようなメリットがあるのか ③影響 を伝えることがポイントです。
>
> 　具体的には次のような感じです。

「現代人に多く見られる○○の疾患の専門病院として多くの悩める患者さんの手助けをしたいと思っています。 ①背景・意図・ビジョン

　当院には、検査や治療の医療機器は、最新のものを揃えています。 ②事実

　そのためにこれまででは見つかりにくかった、小さく、見つかりにくい場所の疾患も見つけることができるようになり、早期治療につながります。 ③影響

　患者さんの笑顔が何よりの喜びです。 ④気持ち 」

6章

患者さんが来院したくなる院内コミュニケーション

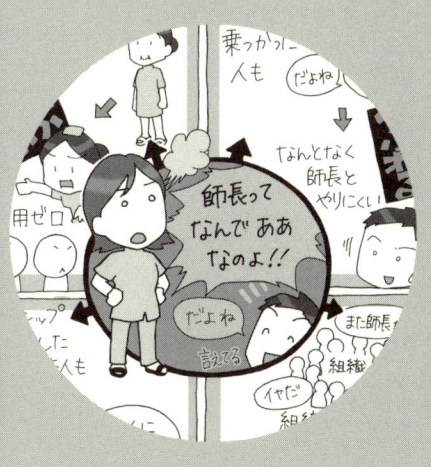

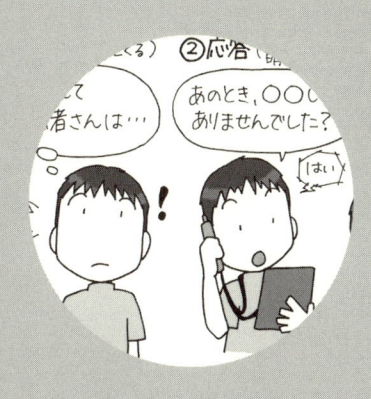

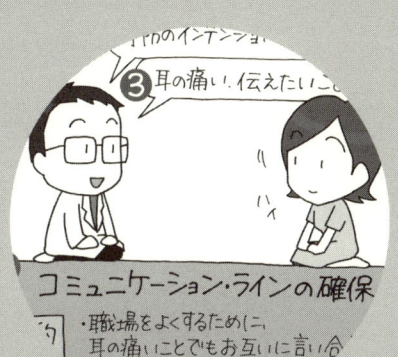

① 医療者がいきいき働く院内コミュニケーション

院内コミュニケーションには多くのメリットがある

　スタッフ一人ひとりのコミュニケーション能力がどんなに素晴らしくても、医師と看護師の言っていることが違う、忙しいときにフォローし合えない、申し送りが伝わらない、人が育たない、すぐやめてしまうなどの状態では、患者さんによい医療を提供できません。
　また、働いているスタッフも忙しさによる体の疲れ、職場内の人間関係による心の疲れで疲弊していきます。
　医療者が、現在の仕事を続けていきたい思いはありながら、転職を考える場合は、給与などの待遇面よりも、「今の現場でやりがいを感じない」「人間関係の悩み」などが原因となることが少なくありません。
　院内のコミュニケーションをよくしていくことは、ヒヤリ・ハットを防いだり、より質の高い医療を提供することの他に、スタッフがやりがいを感じて働くなど、多くのことにつながります。

院内コミュニケーションのカギはゴシップ

　忙しい医療現場では、極めて効率的な指示と説明が徹底されています。スタッフのやる気を妨げるのは、それ以外の場面でのコミュニケーションに原因があります。

休憩時間や、バックヤードでの作業中、他業種との上下関係や軋轢の中に、組織を腐らせるコミュニケーションが存在します。そこを改善しなければ、職場内のいい人間関係をつくることなどできません。

　特に気をつけたいのが、「ゴシップ」です（詳しくは次項）。ゴシップは、どこでも当たり前のように行なわれているコミュニケーションですが、それが組織を腐らせるということを自覚して、対策をとっている組織はほぼありません。
　本書の1〜5章でお伝えしたコミュニケーション・スキルをいくら実践しても、ゴシップが行なわれている組織では、思うような結果は出ません。
　このゴシップの対策をすることが、院内コミュニケーションがよい方向へ変化する一番のカギです。
　実際に、研修で意識改革を行ない、ゴシップが1割減るだけでも、その成果は目覚ましく、情報の風通しがよくなったり、アイデアがどんどん出てきたり、新人が育ったり、離職率が減ったりすることが起こります。なにより、院内の雰囲気がよくなります。

　6章では、医院のチーム力を上げ、他職種や他施設との連携力を高めるための院内コミュニケーションについて、解説していきます。

② 組織を腐らせるゴシップ

ゴシップは日常的に行なわれている

> **CASE** 院内でのゴシップの例
> 「院長が変わらない限りは、どうせうちのクリニックは変わらない」
> 「なんで師長っていつもあんな指示の出し方するんだろう。あれじゃ後輩が育たない」
> 「〇〇さんて、自分の好きな患者さんには親切よね。だけど、あまり好きじゃない患者さんのことはまったく気にかけてないよね」

　一緒に働いている同僚や上司、他職種のスタッフについて、本人がいない場で「〇〇さんって……」と話題にすることはよくあると思います。
　このような、「その人の言動に責任がとれない人に話をすること」を「ゴシップ」と言います。
　本来、人間関係上で何か困ったことがあった場合は、その本人に話すのが筋です。そのスタッフ１人の問題ではなかったり、本人に言うだけでは解決につながらない場合は、関係者や上司へ話すのが通常です。

たとえば、新人スタッフの仕事ぶりについての場合、教育担当者に伝えるなど、責任者に話を通すのであれば、ゴシップには当たりません。

ところが、私たちはしばしばゴシップをしてしまいがちです。

ゴシップがなぜ組織を腐らせるのか

ゴシップは、組織にさまざまな弊害を生み出します。

「なんで師長はあんな指示の出し方をしたり、感情的に怒ったりするんだろう。あの様子じゃ、Ｂさん辞めちゃうよ」というゴシップを、同じ科の看護師やスタッフが話していたケースで見ていきましょう。

①師長がつぶれる

まず、このゴシップでつぶされるのは師長です。

確かに、師長はＢさんへの指示の出し方が悪く、Ｂさんの成長が遅くなっているようです。

師長に非がある場合、師長は自分の指示の出し方を変えることができるでしょうか？　ゴシップは師長がいないところでされている会話なので、師長は自分に非があると気づくことができません。そして、いつまでもスタッフの間では師長は指示の出し方が悪い人のままになります。

指示の出し方など仕事の仕方を変えなければ、患者さんへのケアの質が低いままであり、ヒヤリ・ハットが起こる可能性もあります。その結果、医療者としての信頼を失いかねません。

では、師長に非がなかった場合はどうでしょうか？

師長とBさんの間で、「業務に馴染んでもらうために、しばらくは細かく指摘をする」などあらかじめ約束があったなど、師長の指示の出し方には非がなかったとします。この場合、師長はゴシップをしている人たちに、「今、細かく指導をしているのは、Bさんも承知していること」であり、自分の指示の出し方には理由があると抗弁することができるでしょうか？

　実はこの場合も、師長がいないところでゴシップが話されているので、そのようなことを言われていることを知らない師長は、事情を説明することができません。ゴシップをするスタッフの間では、指示の出し方が悪い師長のまま、やはり評価を下げ続け、信頼を失うことになるのです。

　つまり、ゴシップをされている人は、ゴシップをされている言動について非があってもなくても、つぶされてしまうのです。

②ゴシップした人がつぶれる

　仕事の場面でゴシップする人は、「もっと業務がよくなるように」「ミスが起きないように」など、仕事のためと思って言っている場合も少なくありません。

　しかし、ゴシップを聴かされた人たちは、自分の悩みや本音を、ゴシップを言う人に話すでしょうか？　自分のことを他で何と言われるかわからないので、警戒して話しません。

　組織のことを考えたゴシップをする際には、みんなが同調するので、話の中心にいるような気になりますが、実は誰も心を開いてくれなくなるのです。つまり、ゴシップした人も信頼を失うというわけです。

③ゴシップを聴かされた人がつぶれる

　なぜ、ゴシップを聴かされた人までつぶれるのでしょうか？　ゴ

シップを言われても、そのことを黙っていれば大丈夫ではないかと思われるかもしれません。

では、あなたが師長のゴシップを聴かされたときのことを想像してみてください。その後、師長に会ったとき、目を見て話すことができるでしょうか？「師長ってそんな人なんだ……」と、事実ではないかもしれない話に左右され、師長と仕事をするときにやりにくさを感じてしまいます。

この時点ですでに仕事が非効率となり、院内の人間関係が崩れてしまいます。

④組織全体が滅びる

「また師長の指示がひどかったよ」「やっぱりね」「指示がひどいだけでなく、実はうっかりミスも多いよね」

ゴシップをすることが日常になると、その人へのゴシップがどんどん広がります。ちょっとしたことでも目につくようになり、職場内で、その人に対する悪いイメージが固まってきてしまいます。

休憩時間のたびにゴシップする環境になると、その対象者はもちろんのこと、ゴシップする側の人間のストレスも強くなります。その結果、組織全体が機能不全に陥ります。

ゴシップが蔓延している組織は、雰囲気が悪くなるだけではありません。

あるスタッフの言動で困ったことがあった場合には、本人や上司など責任のとれる人に話をして改善をするのが普通です。しかし、ゴシップをしているときは「〇〇さんが悪い」と言っているだけで、実際に〇〇さんの仕事の改善にはつながりません。

言い換えると、改善点に気づいているけれど、その人のせいにして、仕事や職場そのものをよくしようとしていないのです。

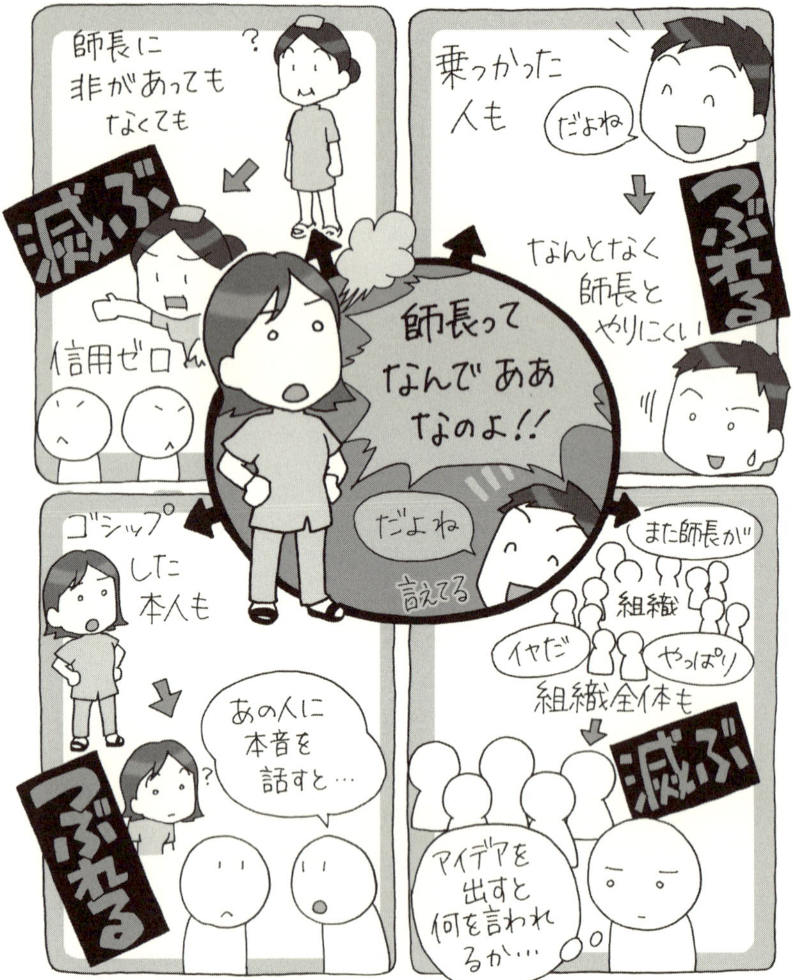

師長に
非があっても
なくても
滅ぶ
信用ゼロ
乗っかった
人も
だよね
つぶれる
なんとなく
師長と
やりにくい
師長って
なんで ああ
なのよ!!
だよね
言えてる
ゴシップ
した
本人も
つぶれる
あの人に
本音を
話すと…
また師長が
組織
イヤだ
やっぱり
組織全体も
滅ぶ
アイデアを
出すと
何を言われ
るか…

ゴシップが蔓延している職場では、新しいアイデアを提案しようとしても、「他の人に何を言われるか、わかったものではない」となり、発言も出なくなるので、組織が淀んでいきます。

CASE　ゴシップがはびこっていた歯科クリニック

この歯科クリニックは、スタッフ全員が一同にお昼ご飯を食べています。お昼ご飯を食べるときの話題はいつも院長のゴシップ。「あのときの診断が……」「患者さんへの対応が冷たい……」などあらゆることがゴシップのネタになっていました。しかも、主任が率先して院長のゴシップを後輩たちへ話していたのです。

毎日リーダーのゴシップを聴かされるスタッフたちは、段々と院長のことを尊重しなくなり、指示をされても返事もしなくなりました。院内の雰囲気はとても悪い状態でした。

この主任は研修でゴシップの存在を知り、その損失の大きさに驚きました。その後、お昼休みにゴシップをしないようにしたところ、院長とスタッフの連携がよくなり、処置の効率が上がりました。気になったことは誰にでも確認しやすい雰囲気になったので伝達ミスも減りました。

そして、「仕事が忙しい、思い通りにならない」とストレスがたまり、体調を崩しがちであったスタッフの体調が回復し、主任自身も働くことが楽しくなったそうです。

すると、来院される患者さんの緊張感も減り、会計をして帰る頃には笑顔になる患者さんが増えました。結果的に、紹介患者さんの数も増加したとのことです。

③ ゴシップをどう減らすか？

どこにでもあるゴシップへの対応法

　ゴシップはいたるところでされています。飲み会をすればゴシップ。休憩室でもゴシップ。犬がワンと吠えるのと同じくらい、私たちは自然とゴシップを話しています。

　このゴシップを1割でも減らすことができれば、組織の状態は大きく改善されます。

　具体的には、どのような対応がとれるでしょうか。以降で見ていきましょう。

①自分から言わないようにする

　ゴシップは無意識に、「もう、聴いてよ〜！」と衝動的に出てしまうものです。ゴシップを話している間は対象の人が悪者になるので、自分たちに正義があるように思え、その場にいる人の間では連帯感が生まれるように感じたりもします。

　しかし、その連帯感はその場限りです。気づいたらやめる。これが一番大切で、すぐに取り組めることです。

②人から聴かされたときに話に乗らない

　誰かがゴシップをし始めると、「私もそう思ってた」などと話に乗ってしまいがちです。すると、ゴシップがさらに盛り上がり、「知らなかった！　他にはどんなことがあるの？」「○○さんもひどい

よ」と、はじめは話していなかった他の人のゴシップも話し始めます。それを防ぐ意味でも、ゴシップの話には乗らず、ただ聴くだけにとどめましょう。

③ゴシップに乗らないことを責められた場合は、気持ちを聴く
　ゴシップの会話に参加しないで黙っていると、「いつも自分だけすまして」「いい人でいようとして」などと、ゴシップしている人から責められたり、今度はあなたがゴシップの対象とされることがあります。
　このようなことが起こるときは、ゴシップをしている人を「ゴシップするなんて、よくない」「私は違う」などと、心の中で責めていませんか？　ゴシップをしている人は、あなたから責められている雰囲気を察知する可能性があるので気をつけましょう。
　仕事についてのゴシップであれば、そのままにしておくと、医療の質が低いままとなり、患者さんに損失をもたらします。「こんなことをしておかしい」というセリフの裏には、「将来困ることが起こりそうで不安」といったアップセットがあるかもしれません。あるいは、「もっと新人が自分で考えるような育て方をしてほしいのに、上司は応えてくれない」など、相手に届かなかったコミュニケーションがアップセットの原因となっているかもしれません。

　このようなときには、ゴシップを言っている人に出来事を確認し、その人の気持ちや希望していることをまずはただ受け取るようにします。
　すると、ゴシップをしている本人は自分の感情や、本来何をすべきなのかに気がつくようになり、ただ他人を責めることから視点が変わります。

④ゴシップを建設的なものに転換する

③の応用編です。「○○さんは、患者さんの要望を無視している」など、そのままにしておいては業務に支障が出るなど、放って置けないゴシップがあります。

その場合は、ゴシップに積極的にかかわり、解決に向かうようにコミュニケーションをするのも、ひとつの方法です。

しかし、「そういうことはこのままにしておけないから、本人に言うべき」と、ゴシップしている人へ正論を言うことが、解決につながるとは限りません。余計に角が立つなどの問題も起こりかねません。

5章でお伝えしたインテンショナル・メッセージ的聴き方を使うなどして、相手がゴシップを言っていることを責めるのではなく、それに対して、「あなたは何ができるのか」を考えるように促します。自分が何ができるかを考え始めた時点で、その問題の当事者になります。つまり、他人事として「ゴシップ」を言っている状態から大きく立ち位置が変わるということです。

④ 一人ひとりが「レスポンシビリティ」を持とう

責任を持って働くとは？

　医療現場では「責任」という言葉がよく使われますが、日本ではとても曖昧な定義となっています。日本では、責任をとる、持つ、担う、負う、果たす、全うする、感じる、かぶるなど、「責任」という言葉に多くの動詞がつきます。
　ですから、責任を持って辞める、責任をとって続けるなど、真逆の場合で使われることもしばしばあります。
　スタッフそれぞれが責任という言葉を解釈し、それに基づいて患者さんと接していると、伝達ミス、ひいては医療過誤になりかねません。

　英語では、「責任」という言葉は、「レスポンシビリティ」「アカウンタビリティ」「ライアビリティ」など複数あります。この3つの言葉の終わりには「アビリティ＝可能性・能力」という意味を表わす言葉がついています。責任には「能力」という側面があるのです。
　スタッフ一人ひとりが適切に働くためには、「レスポンシビリティ」の能力が必要です。

　レスポンスには、反応、応答、対応の3つの意味があります。
　ですから、患者さんに責任を持ってかかわるならば、患者さんの変化などにピンときて（反応）、何が起こっているか現実を明らか

にすることができ（応答）、自分で、あるいは他のスタッフを呼ぶなど、適切な対応ができる（対応）能力を持って働くことです。

　後輩を育てる・組織をまとめるのであれば、後輩がどんな状況なのかピンときて（反応）、何が起こっているのか、現実を明らかにし（応答）、任せる、見守る、指導する、自分が代わりに対処するなど、今何が効果的なのかを判断し、対応する（対応）能力を持って仕事をするということなのです。

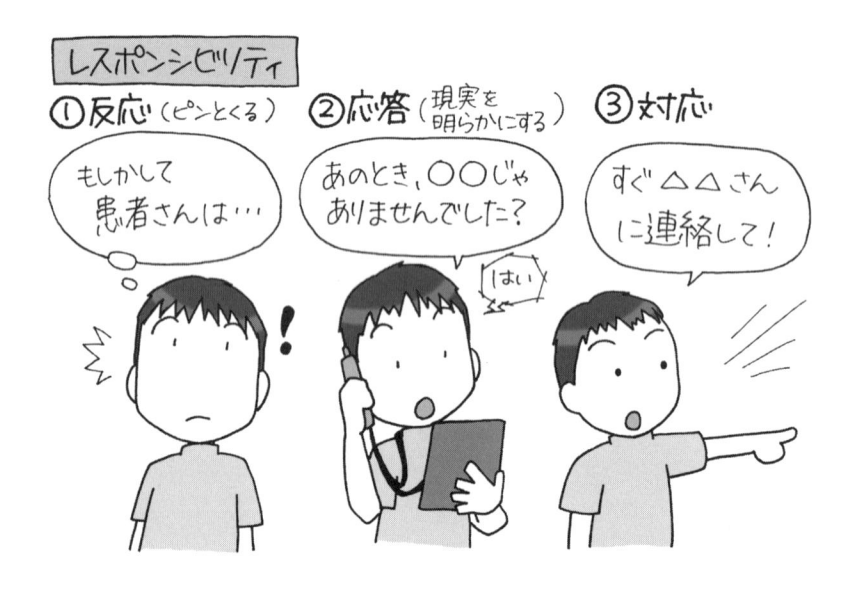

立場をとって仕事をしているか？

「レスポンシビリティ」のニュアンスのある日本語は、「立場をとる」だと思っています。立場をとっている人であれば、物事を明確に見極め、変化にピンときて、的確な手を打つことができます。

先ほどのゴシップを「立場をとって仕事をしているか」という観点から振り返ってみましょう。
「同僚の仕事の進め方がおかしい」ということをゴシップしているときは、同僚の仕事の進め方が不適切であることにピンときています（反応）。何がおかしいのかを明らかにしている（応答）けれども、その人に訂正を求めるなど、状況を変えるための適切な対応はしていません。ただ、他の人に話をしている状態ということになります。

日頃からゴシップが蔓延している組織の中にいると、「あれ、おかしいな」とピンときても「あ、またいつもと同じで師長が理由もなく怒鳴りつけたんだ」と、本当はそうでない可能性があるにもかかわらず、「いつもと同じで師長が何かした」と思い込んで、師長のせいにします。今、何が起こって、何が問題なのかを明らかにしていないのです。状況は変わらないまま、さらにひどくなっていきます。

⑤ いつでも能力を発揮できる職場をつくるために

振り返りで日々のコミュニケーションを改善していく

　コミュニケーションの能力を高め、より質の高い医療を提供するためには、日々現場で起こったことを振り返ることが役立ちます。
　振り返りをするときは、「よい」「悪い」という言葉を使わないことをおすすめします。
　なぜなら、「悪い」という言葉を使うと、自動的に「悪い結果を起こしてしまった」と思考が働きます。そして、「私は悪くない」と他の何かを悪化しようとしたり、「私はおっちょこちょいだから」などと自分を悪化するなどの「ああ言えばこう言う」状態に陥ってしまうきっかけとなるからです。
　振り返りは、「よい」「悪い」ではなく、何が「機能」したかどういかを検討することがポイントです。

・機能したこと
　今回うまくいった結果がいつでも、だれにでも通じるとは限りません。よい結果が出たときは、何が機能したのかを検討します。この検討をすることで再現性が高まり、対応力が上がります。

・機能しなかったこと
　何が機能しなかったのか、今後はどんなところに違いをつくるとよい結果につながるかを検討します。

CASE 機能したこと・機能しなかったこと

　入院患者Cさんがふさぎ込んでいる様子だと、他の看護師から聴いていた看護師。Cさんと廊下ですれ違った際に、「一緒にいる」状態で挨拶をしたら、Cさんが話を始めたのでしっかり聴いて受け取った。そのことでCさんの表情が明るくなった。
　しかし、看護師は、他の患者Dさんに頼まれたものを持って行く途中でCさんと話し込んでしまったので、Dさんのところへ行くことが遅くなりクレームとなった。

■機能したこと
・Cさんがふさぎ込んでいたことに気づいたスタッフがいて、共有されていた
　→患者さんの観察と共有がしっかりと行なわれていた。申し送りをしっかりと聴いていた
・Cさんの表情が明るくなった
　→「ただ受け取る」ことが機能した

■機能しなかったこと
・Cさんの話をしっかり聴くことで他の人への対応がおろそかになるかもしれないことに気づかなかった
　→目の前の患者さんと、全体のことを見るようにする
・他のスタッフが気づかずフォローに入らなかった
　→スタッフが通常より少ない人数のときや忙しいときに、どうフォローするのか検討が必要
・対応が遅れたDさんへのコミュニケーションが不適切だった
　→お待たせしたことを「仕方ない」と思いながら謝ったので、気持ちが伝わらなかった。今後は誠意を持って対応する

このようなケースは、忙しく人が少ない時間帯などにはしばしば起こりうることです。

この例では、重大なミスも起こっていませんし、Dさんに謝罪して許していただければ、大きな問題とはならないかもしれません。また、Dさんはクレームを言いましたが、他の患者さんであればクレームを言わないかもしれません。

このときに、「Dさんは気が短いからしょうがない。運が悪かった」と振り返りをしないでいると、今後も同じようなことを起こすかもしれません。

クレームになる、ならないではなく、毎日の業務の中で起こったことを振り返ることで、ピンときて、現実を明らかにして、対応する「レスポンシビリティ」の能力が、組織全体で身についていきます。

以下は、振り返りを行なうときの注意点です。

・「反省します」だけでは意味がない

当事者となった患者さんには、心からの謝罪をします。そして、うまくいかなかった点について、「申し訳ありません」と謝罪をして終わりでは、改善につながりません。

反省の言葉を述べるだけでは、また同じミスが繰り返されます。医療現場では、それはいずれ重大な医療過誤につながります。

アクシデントが起こった際にすべきことは、再び不適切なことが起こらないようにすることです。今後、同じ場面になったときに適切な対応ができるように検討をすることが必要です。

そのために、現場で起こったことについて、機能したこと、機能しなかったことを振り返りましょう。

・責めることは意味がない

自分を責めて、なんてダメなんだ……と落ち込み続けていて

は、患者さんと心からの笑顔で接することができませんし、自分を責める気持ちにとらわれ、その後の業務においてミスをしてしまいかねません。

　トラブルがあったときに「○○さんが悪い」と当事者を責める職場では、ミスをしたときや困ったことがあったときなどに、当事者が言い出しにくくなります。

　感情的に責められると、人は自分の改善すべき点を見るのではなく、「そんなことを言っても、この勤務体制じゃ無理」など、「ああ言えばこう言う」状態に陥ります。

　同じミスをくり返さないためには、当事者は、自分の何が不適切であったかをしっかりと振り返り、今後はどのようにしてミスをしないようにするのかを考えて、実践するようにする必要があります。

　また、当事者だけではなく、「自分だったらどうするか」「自分はどんなフォローができたか」などを検討する場があると、1回の出来事から組織全員で学ぶことができます。

　ミーティングなどで議題になった後に、「あの人、あんなミスしちゃったんだね」などとゴシップをする組織では、当事者はミスを隠すようになってしまいます。そのような状態にならないためにも、日頃からゴシップが起こりにくい組織づくりが重要です。

　なお、振り返りはマイナスな結果が起こったときだけでなく、プラスの結果が起こった際にも行なうことをおすすめします。

　プラスの結果が生まれた出来事について詳しく見ていくと、「他の患者さんの場合は、違う言葉をかけたほうがいいかも」など、単にそのまま同じことをくり返すのでは効果はなく、応用や修正をしたほうがいい場合が見つかるかもしれません。

　「たまたまうまくいった」で終わらせるのではなく、プラスの結果をつくり続けるためにも、振り返りをしましょう。

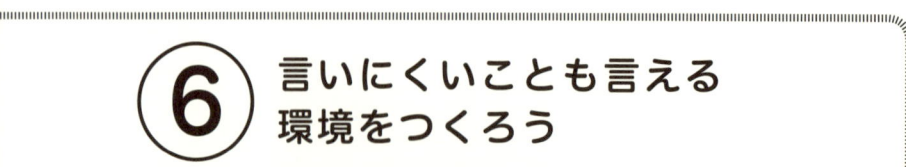

⑥ 言いにくいことも言える環境をつくろう

耳の痛いことを言わなくてはいけないとき

　仕事をしていると、同僚や後輩、時には先輩や院長にも意見を言う必要があるときがあります。相手にいやな顔をされるから言わないというのでは、いい職場をつくることはできません。
　患者さんに対してだけでなく、職場でも、相手にあなたの伝えたいことをきちんと伝えることは必要なのです。

　そのためにはどうすればよいのでしょうか？
　一つは、5章でご説明した「コミュニケーション・ラインの確保」です。まずは、職場をよくするために、耳の痛いことでもお互いに言い合うこと、そして、そのことで関係をこじらせないと約束をします。
　このとき、配慮が必要なのは上に立つ立場の人です。患者さんと同じで、部下も「言いたいことを言っていいよ」と伝えたからといって、言ってくれるものではありません。患者さんは自分の身体のために意を決して、あなたに質問をすることもあるかもしれませんが、部下は自分自身の仕事や働きやすさ、評価にも関係してきます。あなたが日頃、どのような態度で部下の話を聴いているかによっては、話をしてこないこともあるでしょう。
　その際、大事なのは、意見や要望をすべて受け入れるのではなく、まずは話をただ受け取ることです。

[イラスト: 上司と部下の会話場面]
- ❷ 予防のインテンショナル・メッセージ
- ❸ 耳の痛い、伝えたいこと
- ハイ
- ❶ コミュニケーション・ラインの確保
  - 約束
    - ・職場をよくするために、耳の痛いことでもお互いに言い合う
    - ・そのことで関係をこじらせない！

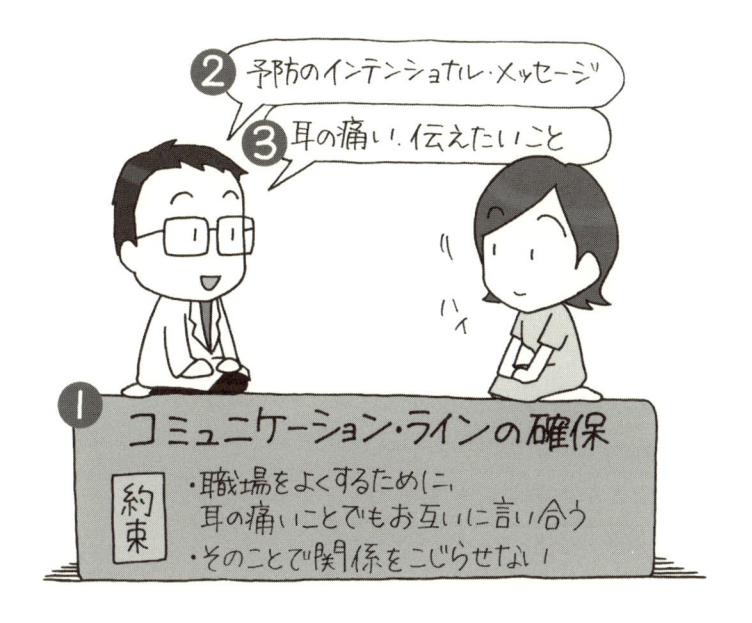

　さらに、このとき話した内容によって部下を評価しないことを約束し、実践し続けることが必要です。

CASE　予防のインテンショナル・メッセージ

「Eさんには、早く医院の仕事に慣れて活躍してもらいたいと思っています。 ①背景・意図・ビジョン

　研修期間を充実させて ②事実 、Eさんにどんどん成長してもらうために ③影響 、気づいたことはお互いに伝え合えるといいなと思っているんだけれど ④気持ち 、どうかな？」

このように、これから伝えることは、あなたを評価したり、責めたりするわけではなく、医療をしっかりと提供する（意図）のために伝えるのだということを表わします。このことを「予防のインテンショナル・メッセージ」と言います。

「あなたのことを承認している」ということを、インテンショナル・メッセージで伝えましょう。

> **CASE** 承認のインテンショナル・メッセージ
>
> 「仕事でわからないことをそのままにしないで、質問をしてくれることは大事なことだと思っているんだ。 ①背景・意図・ビジョン
> ただ、患者さんのいる前でいろいろと質問されると ②事実、それを聞いた患者さんが『新人さんみたいだけど、大丈夫かな』と心配に思うかもしれないので ③影響、後でまとめて質問をしてもらったら ②事実 患者さんも不安にならないと思うし、私もゆっくりと教えることができて ③影響 助かるんだ ④気持ち」

と続けます。

そのうえで、スタッフの問題行動を訂正するためには、以下のようなインテンショナル・メッセージが効果的です。

> **CASE　訂正のインテンショナル・メッセージ**
>
> 「この医院では、患者さんにいつでも適切な医療を提供するためにスタッフの連携を大切にしたいと思ってるんだ。`①背景・意図・ビジョン`
>
> 診療開始時間ギリギリに出勤してくることで`②事実`、仕事が滞ることがあるよね。`③影響`
>
> もし朝の5分ミーティングをすると`②事実`、それぞれのスタッフの動きがスムーズになるし、残業をすることも減って`③影響`、みんなも助かるんじゃないかなと思ってるんだ`④気持ち`」

クリアリング・パートナーを持とう

　医療者も人間なのでアップセットしますが、医療現場でアップセットをしたまま仕事を続けることはヒヤリ・ハットに直結します。
　患者さんからクレームを言われたり、スタッフと気まずくなったり、小さなミスをしてしまったことで感情にとらわれると、その後、洞察力が一気に下がり、いつも滞りなくできる処置に手間取るなど、本来のあなたのパフォーマンスを発揮することができなくなってしまいます。また、出勤前に家族とケンカした場合や、失恋した場合などプライベートのアップセットを仕事中も引きずってしまうこともあります。

　仕事中に器具やカルテを探しても見当たらず、「もう後で探そう」と見つからなくて焦る気持ちを手放した途端、「あれ、こんなとこ

6章●患者さんが来院したくなる院内コミュニケーション

ろにあった。さっき探したときには見つからなかったのに」という体験はありませんか？

　私たちは、感情にとらわれているときは現実をただ見ることができなくなってしまっていることがあります。そして、「もういいや」と、その気持ちを手放した途端に現実が見えるようになり、探し物が目に入るようになるのです。

　アップセットしたとき、オプティマル（最上で最高の）な状態に戻るための方法として、「クリアリング」をおすすめします。
　クリアリングでは、自分の身体感覚や、自分の中に湧いてくる気持ちや考え、頭に浮かんでくるイメージなどを言葉に出し、それらを他人に「ただ受け取って」もらいます。そうすることで、自分の感情などにとらわれずに、目の前の現実を正しくつかみ、適切に行動できるようになるのです。
　あなたの中にある感情や身体の感覚や考えを無理やり消そうとするのではなく、「ある」ことを「ある」としっかり認めると、その感情に振り回されることが減ります。
　クリアリングを行なうと、あらゆる感情に邪魔されずに、あなたの物を見る力、聴く力、洞察力など、すべてにおいて、最高の状態を発揮できるオプティマルな状態で、次の行動に移ることができるのです。

　4章で、患者さんがアップセットしているときには、患者さんの言葉や思いをただ受け取ることで、感情の影響を受けにくくなる状態になるとお伝えしました。
　クリアリングとは、自分自身がアップセットしたときに、これと同じことを仲間にしてもらうことです。
　何かあったときに「クリアリングをお願い」と言い合えるクリア

リング・パートナーをつくることをおすすめします。
　クリアリングは1人の人に受け取ってもらう形と、1人がクリアリングし、他のメンバー全員で受け取る形があります。
　勤務開始前のミーティングでクリアリングを行なうと、スタッフ全員がオプティマルな状態で仕事に取り組むことができるようになります。
　スタッフみんなが「クリア」な空間は、4章7項でお伝えした「ふれあい囲碁」の事例のように、そこにいる人にとって居心地よい空間となります。クリアリングで、患者さんが医院に一歩踏み入れたときから落ち着くような空間づくりを目指しましょう。

　私自身の経験談をお話しします。
　私が歯科衛生士として働いていた頃、出勤直前に、父が病院の検査で脳動脈瘤が見つかったことがありました。自宅でそのことを聞いた瞬間にアップセットした私は、父の気持ちを思いやることをせず、「私あと5分で家を出ないと遅刻するから」と言い、家を出てしまいました。
　出勤中、自分がアップセットしている、このまま歯科衛生士の仕事をするわけにはいかないと思った私は、クリアリング・パートナーに電話をして、クリアリングをしました。そのおかげで、ミスをすることなく仕事をすることができました。

　ある医師は、手術中に想定外のことがあり、「どうしよう！」とアップセットしたときに、ある器械出しの看護師を見た際、その看護師が黙ってうなずくことでクリアになり、手術に集中できるようになるそうです。

CASE 辞めたいというスタッフの話を「ただ受け取る」

　コミュニケーション研修を受けた、看護部長の体験談です。
　ある看護師が辞めたいと言い出しました。看護部長は、辞めないように説得を続けたのですが、「ああ言えばこう言う状態」となり逆効果でした。
　そのとき、ちょうど「ただ聴く」ことについて学んだ看護部長は、途中からその看護師の話を「ただ聴く」ようにしました。すると、看護師は、これまで彼女がどんなことに悩んできたのか、今何が不安なのかを話し始めました。
　そして自分から、「今の環境はスキルアップにも恵まれていますし、がんばってみます」と言って、退職するのを思いとどまったのです。
　このとき看護部長は、これまで「後輩が辞めたら大変だ」「私が指導をしなくては」という思いから、スタッフの話を聴かず、説得や改善点の指導ばかりしていたのだと気がつきました。

POINT

　人を指導する側になると、しっかり育成しなくてはいけない、医療過誤を起こすことはできない、などというプレッシャーがかかります。自分の思い通りに育たないと、焦りや困惑、場合によっては怒りが出てくることもあります。アクシデントが起こった直後などは、指導する側がアップセットしているかもしれません。
　アップセットしている状態では、その後の改善、成長など結果につながる指導ができなくなります。指導する側が「ああ言えばこう言う」状態になることで、スタッフも「あ

あ言えばこう言う」状態にはまってしまうのです。
　このケースのように、部下や後輩が仕事を辞めようと思い悩んであなたのところへ来たときには、すでに「ああ言えばこう言う」状態になっていることがほとんどです。まずは話を「ただ受け取り」、部下や後輩の意図を明確にして、これからどのように成長していくか、方向性を共有することが大切です。

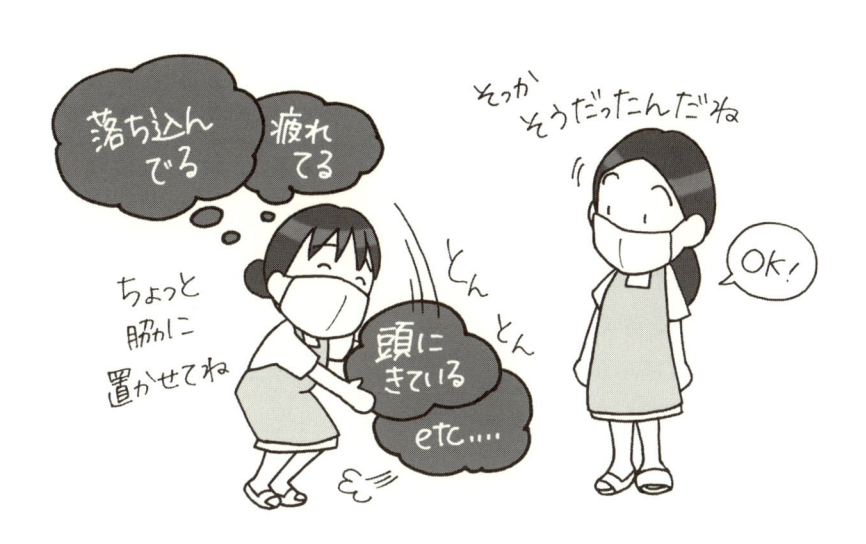

7 方向性を揃えてチーム力を上げる

「患者さんのために」って、どういうこと？

　目の前の患者さんにどう対応するのか、スタッフそれぞれが思い思いの対応をしてしまうと、患者さんも混乱してしまいます。では、スタッフが1つのゴールに向かってチームワークよくかかわるには何が必要なのか、見ていきましょう。

　時間をかけてゆっくり話を聴き、じっくりと診療をする医院。スピーディーに診療を行ない、患者さんをお待たせしない医院。正反対のタイプですが、どちらも「患者さんのために」、そのような診療をしている医院です。
　「患者さんのために」という言葉だけでは、それぞれのスタッフが考えることがバラバラかもしれません。

・患者さんに最先端の医療を提供する
・患者さんの思いを大切にする
・とことん話を聴く
・忙しい患者さんが通いやすいように、駅から近いところで開業し、待ち時間を少なくする

　など、あなたの組織では、具体的にどのような状態を「患者さんのために」と考えているのか、キャッチフレーズやクレドをより明

確にしましょう。

　ベテランから若手まで、医院のスタッフ全員に「患者さんのために」とはどのようなことかが浸透し、それに基づく行動が実践されていることが大切です。そうすれば、それぞれの立場において、自分自身で判断して行動できるようになります。ここでも、インテンショナル・メッセージを活用するとよいでしょう。

　リーダーはすべてのスタッフに浸透するように、組織の方向性を話すこと、そして、メンバーがその方向性に沿って仕事ができるようにトレーニングすることが必要です。

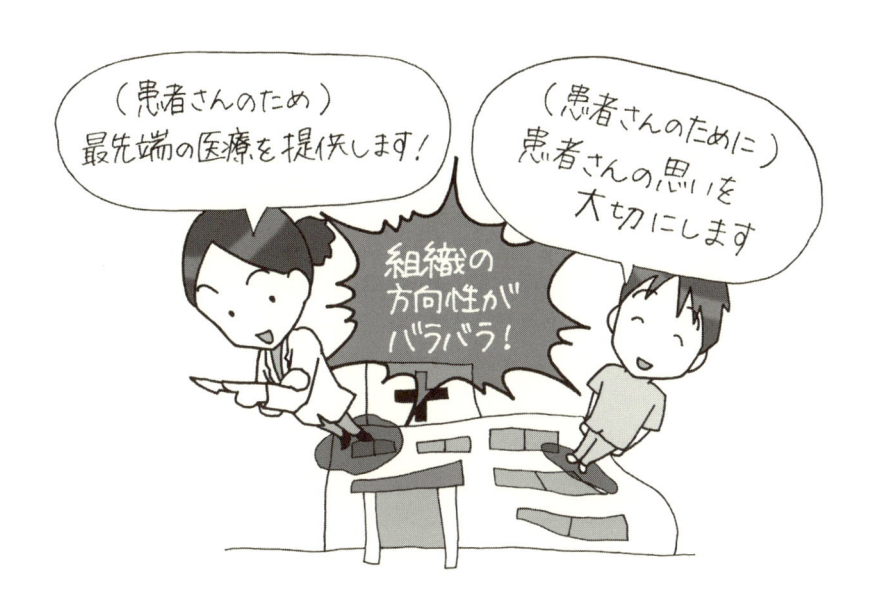

他部署との連携が難しいワケ

他部署と連携したほうがいいだろう、患者さんについてカンファレンスを開いたほうがいいだろうと思っていても、なかなか実現していない現場が多いようです。

「責任＝レスポンシビリティ」の観点から見ると、１人の患者さんに最善の医療やケアを提供するにあたって、それぞれの専門職の立場から、その原因や状態を明確にすること。そのうえで職種を超えて的確な判断と対応をするためには、かかわるスタッフが情報を共有し、意見を交換することは必須です。

しかし、現実には、文書やＩＴシステムで共有をするようにすると、提出がない、入力内容が薄い。実際に集まってカンファレンスを行なおうとすると、時間がない、人が集まらない、活発な意見交換が起こらない。そのような状態で、結局機能しなかったというケースもあるようです。

そこで「集まるべき」「協力し合うべき」と正論をストレートに伝えてしまうと、「とは言っても……」と「ああ言えばこう言う」状態の会話になってしまうかもしれません。

ここではどのような連携を行なうのかというシステムの内容ではなく、スタッフにどのように声がけをして連携を図っていくのかを見ていきます。

自分の職種のことを伝えていますか？

トイレ介助が必要な高齢の入院患者さんの例です。

担当看護師はもう少し立位が保てるようになれば、自宅に帰ってからも自立でお手洗いに行けるのではないかと思っています。
　しかし、リハビリのセラピストにはそれが伝わっていません。指示書には、リハビリ医からの指示のみ。経験豊富なセラピストであれば、トイレ介助のためにもこのリハビリが必要だと感じ取ることができるかもしれませんが、予測できない場合のほうが多いでしょう。
　そこで、直接かかわっている看護師や、在宅であればヘルパーさんが、「もう少し筋力がついて立位が保てれば、トイレが自立できます」と伝える機会があると、リハビリのセラピストがリハビリを行なう心構えや、患者さんへの声がけも変わってくるはずです。

　このように、それぞれの職種がプロフェッショナルとしてかかわっていることをインテンショナル・メッセージで伝えることで、他の職種の人も主体的にその患者さんへかかわってくれるようになります。
　指示の出し方でも、「事故があったら大変だから、入浴介助をしっかりやって」という指示と、「ご自宅での入浴は怖いようだけど、ここでの入浴は専門の人が助けてくれるから安心とおっしゃってたから、今日もよろしくね」と伝えるのとでは、どちらも「気をつけて」入浴介助をすることには違いありませんが、介助者の心構えも、患者さんが介助者から感じ取るものもやはり違うと思います。
　他職種に情報を共有するときや、仕事を依頼するときに、インテンショナル・メッセージで伝えること、あるいはインテンショナル・メッセージ的聴き方で、他職種の人が何を意図して患者さんにかかわっているのかを聴くことで、他職種への理解がお互いに深まります。お互いの職種についての承認や感謝、尊敬の気持ちも自然と出てきます。
　すると、カンファレンスの場を設けたときには、患者さんのため

にそれぞれの職種の視点からの意見を活発に交わすことができるようになります。また、特別な時間を設けなくても、情報共有がやりやすくなります。

事例から学ぶ院内コミュニケーションのコツ

これまで本書でお伝えしてきたコミュニケーション・スキルを院内のコミュニケーションに使うことで、ヒヤリ・ハットを防いだり、患者さんにより質の高い医療を提供することができるようになります。

特に役立つポイントをまとめました。実際に起こった事例を通じて、どのようにセンスを応用していくのか見ていきましょう。

CASE　同姓同名の患者さんの取り違え

同姓同名の患者さんの投薬を医師に依頼する際に、看護師はきちんと伝えたつもりだったが、医師はもう1人の患者さんに処方を出してしまう。

POINT

このような場合の対応のヒントは以下の通りです。

・患者さんと「一緒にいて」信頼関係をつくる
患者さんと一緒にいると名前や特徴を自然と覚えることになるので、他の人からの伝達が間違えていたとしてもピンと気づくことができます。

・報連相する際には、相手が「いる」状態か確認する

　医師が「いない」状態のときに、「○○さんの処方よろしくお願いします」と伝えても頭に残りません。注意散漫になるので、「いる」状態になったときに話すようにします。

・くり返さないようにデザインする

　医師に依頼する際に、「○○号室の××さん」と部屋の方向を指さしたり、部屋番号とともに患者さんの名前を言うようにするなど、お互いに意思疎通ができる工夫をするようにします。
　このデザインをマニュアル化し、徹底しすぎると、伝える側も、聴く側も何も考えずに行なうようになり、「いない」状態となってしまいます。「いる」状態で実施されるようにしなければ、手間がかかるだけで、ヒヤリ・ハット予防の効果がありません。

CASE 患者さんの訴えを「よくあること」とあしらった

　副作用が出る薬を服用中の入院患者さんが、「吐き気がつらい」と何度も訴えるが、若手看護師はよくあることなので特に注意をしなかった。一応、主治医に伝えたが、主治医も特別な対応をしなかった。
　実際には患者さんの体調はいつも以上に悪く、その日の夜に急変してしまった。

(POINT)

　このような医療過誤にもつながりかねないときの対応のヒントは、以下の通りです。

・患者さんと「一緒にいる」ことで、洞察力を高める
　患者さんの言葉だけを聴くのではなく、「一緒にいる」ようにします。そうすると、訴えの言葉はいつもと同じだけれど、今日は何か違う様子だ、いつもよりつらそうなど、察知できる感覚が上がります。

・思い込みだけで判断しないようにする
　この患者さんの「つらい」という訴えは、寂しさの表われだからなどと決めつけてしまうことで、患者さんの実際の状態をつかみ損ねてしまいます。

・報連相の際には相手が「いる」状態かを確認する
　報連相をする相手が忙しそうなときは、忙しい状態や思いをまずただ受け取ります。そして、インテンショナル・メッセージを伝えます。
　相手に対応してもらったときには、「承認」をインテンショナル・メッセージで伝えることで、今後の協力関係もつくることができます。
　【例】「今晩急変したら心配なので、見ていただきました。患者さんも安心した様子です。お忙しい中先生に診ていただいて、私も安心です。ありがとうございます」

　報連相する相手が思い込みにとらわれているときは、事

実を中心にインテンショナル・メッセージで伝えます。
【例】報連相をしても「この患者さんは、どうせ言っているだけだから」と思い込みに基づいていて、しっかりと対応をしてくれない場合
「いつもは○○な様子なのですが、今日は△△な様子で、いつもと少し違うのです。お忙しいところ申し訳ありませんが、確認していただけると安心です」

CASE 他職種とのコミュニケーション

リハビリをやりたくなくて、リハビリテーション室に行きたがらないという患者さん。看護師がそのことをリハビリ医やセラピストに伝えると、病棟に出向いてくれてリハビリを実施。患者さんはいつも以上にリハビリに熱心に取り組まれ、態度もやわらかかった。

POINT

この病院が機能しているポイントは次の通りです。

・**スタッフが他職種の話をよく聴く**
　他職種の人の話をよく聴くということは、その相手を尊重している表われです。人は自分のことを尊重してくれる相手のことは自然と尊重します。

・**カルテや他職種が書いた申し送りを必ず見る**
　話をよくしていることで、お互いの意図や取り組んでい

> ることがわかるようになってきます。すると、カルテをしっかりと読み書きするようになります。カルテを見ることで患者さんにより適した処置やリハビリを提供することができます。

　実際にこのケースをシェアくださった看護師は、とにかく他職種の話を聴くことがまず大事だと思う、と話してくださいました。
　連携がうまくいかずに悩んでいる方は、あなた自身が連携したい人たちの話をどのくらい聴いているのか、そのとき「一緒にいる」状態かなどを振り返ってみてください。相手から変化してくれたらいいのに、という思いが湧くこともあるかもしれませんが、まず自分からという意識が組織に変化をつくっていきます。

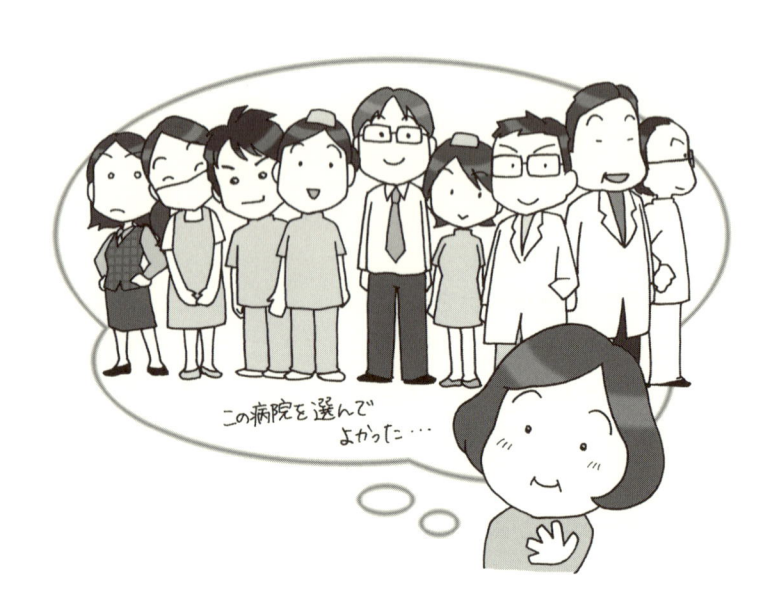

この病院を選んでよかった…

おわりに

　私がまだコミュニケーションのトレーニングをする前のことです。主任歯科衛生士として勤務していた歯科医院で、患者さんから突然「私に触らないで！」と、私が処置をすることも、話しかけることも、近くへ行くことも拒否されたことがありました。

　それから数年後、医療コミュニケーションを現場で実践し始めたとき、「あ、あのとき私は○○さんと一緒にいなかった。『○○さんは神経質だから話しにくい』と思いながら処置をしていた自分の気持ちが伝わっていたのかも」と思うに至りました。このときになって初めて、私は患者さんと「一緒にいる」状態ではなく、自分の患者さんへの向き合い方が誠実でなかったということに気づき、本当に申し訳ないことをしたと反省しました。

　私は現在も歯科衛生士として臨床現場で働くことがありますが、すべての患者さんとすぐに打ち解けて、どんな指示でも守ってくれるということはもちろんありません。日々試行錯誤しながら、取り組んでいます。この姿勢こそ、目の前の患者さんのことを思い、真摯に向き合っている現われではないかと思い、試行錯誤を続けています。

　ここまで読んでいただき、実感いただいたかもしれませんが、本書でお伝えしているコミュニケーション・スキルは、人と人がかかわるすべての場面で効果的なものです。

　優しさ、愛情、ホスピタリティ、ナイチンゲール誓詞など、医療者の心構えにはさまざまな表現がありますが、研修の受講者はコミュニケーションのトレーニングによって、仕事上の結果をつくり出しています。さらに、プライベートでもプラスの効果を出していらっしゃいます。

これは患者さんに対しでも同じです。医療者である皆さんとコミュニケーションしたことがきっかけで、患者さんご自身の人生がプラスに変化していくことも起こります。
　「患者さん」という名前の人はいません。誰もが病気やけがを負って医療機関へ行くと「患者さん」になるだけです。
　皆さんは多くの人の人生に影響を与える方々でもあることを自覚しながら、本書の内容を実践していただければ幸いです。

　本書は、私のコミュニケーション・トレーニングの師である、CTN（コミュニケーショントレーニングネットワーク）統括責任者の岸英光氏に監修していただきました。そして、CTN でトレーニングした、医療・介護・福祉の現場で活躍している仲間たちには、実体験を聴かせてもらうなど、たくさんのサポートをしてもらいました。
　イラストとマンガで、本書の内容をわかりやすく表現してくださったイラストレーターのしおんあずみさんも CTN でトレーニングを受けた仲間です。私が伝えたいことをつかんで、素晴らしい表現力でイラストやマンガにしてくださいました。
　この他にもマナー講師の師である西出ひろ子先生。これまでに研修を受け、さまざまな結果を出された受講者、看護学生の皆さん。一緒に働いてきた仲間と患者さん。家族。友人。多くの医療者の方の助けとなる本にするために、たくさんのご尽力をいただいた同文舘出版の戸井田歩さん。
　私1人の力では到底この本は生まれませんでした。皆さんとのご縁の賜物と思っています。心からありがとうございます。

　何より、この本を手に取ってくださったあなたへ、心からありが

とうございます。私の願いは医療・福祉・介護の分野のコミュニケーションがよりよくなっていくことです。この分野は大変なことがたくさんあることも承知しています。医療コミュニケーションに取り組み続けられることで、周りの人との関係が変わり、あなたの言葉がより伝わるようになったら、そして、そのことで多くの患者さんの役に立ったなら、この上なくうれしいことです。

　あなたのご活躍を心から祈念して筆を置きます。

平成26年4月　藤田菜穂子

【監修者】
岸　英光（きし ひでみつ）

岸事務所代表。エグゼクティブコーチ、ビジネスコーチ、CTN（コミュニケーショントレーニングネットワーク）統括責任者

1963年東京生まれ。大学卒業後、企業にて企画・営業・開発等を手がけると同時に、最新の各種コミュニケーション・能力開発等のトレーニングに参加。コーチング・パラダイムシフトの第一人者として顧問（コーチ）・アドバイザリースタッフ・講師として活動すると共に、全国各地での一般向け講座の展開、リーダーの育成、執筆等、精力的に活動中。『テクニックを超える コミュニケーション力のつくり方』（あさ出版）、『ほめない子育てで子どもは伸びる』（小学館）、『悩んでばかりの自分から抜け出す方法』（日本実業出版社）など著書多数。

【著者】
藤田菜穂子（ふじた なおこ）

クリアコミュニケーション代表。CTN講師、一般社団法人マナー教育推進協会 理事・副会長、川口市立看護専門学校 非常勤講師、コーチ、コミュニケーション・ビジネスマナー講師

札幌出身、小学校より東京在住。武蔵大学社会学科卒業後、東京医科歯科大学附属歯科衛生士専門学校（現東京医科歯科大学口腔保健学科）へ進学。（財）ライオン歯科衛生研究所にて公衆衛生業務に従事。都内歯科医院にて主任歯科衛生士として新規開業・人財育成に携わり、多くの患者さんを継続的に担当する。現在は、CTNのコーチングプログラムをもとに医療・介護・福祉現場、看護学校にて講師、コーチとして活動中。患者さんの信頼を得るためにはマナーある対応が不可欠だとして、医療現場の現状に即した「患者さんに安心をつくるマナー・コミュニケーション研修」を提供。医療・介護・福祉分野にとどまらず、企業においても研修や組織改革、一般向け講座を提供している。「看護人材教育」「達人ナース」「デンタルダイヤモンド」「歯科衛生士」「アポロニア21」など、寄稿多数。

■お問い合わせ
クリアコミュニケーション
URL ● http://c-commu.com/　　Mail ● office@c-commu.com

患者さんに信頼される医院の心をつかむ医療コミュニケーション

平成26年5月7日　初版発行

監　修　者	岸　英光
著　　　者	藤田菜穂子
発　行　者	中島治久
発　行　所	同文舘出版株式会社

東京都千代田区神田神保町1-41 〒101-0051
営業 03（3294）1801　編集 03（3294）1802
振替 001000-8-42935　　http://www.dobunkan.co.jp

©H.Kishi, N.Fujita　　ISBN978-4-495-52731-0
印刷／製本：三美印刷　　Printed in Japan 2014

JCOPY ＜(社)出版者著作権管理機構 委託出版物＞
本書の無断複写は著作権法上での例外を除き禁じられています。複写される場合は、そのつど事前に、(社)出版社著作権管理機構（電話 03-3513-6969, FAX 03-3513-6976, e-mail : info@jcopy.or.jp）の許諾を得てください。